DE L'INFLUENCE DE L'HÉRÉDITÉ.

SUR LA PRODUCTION

DE LA SUREXCITATION NERVEUSE.

TOULOUSE. — IMPR. D'AUG. MANAVIT,
Rue Saint-Rome, 25.

DE L'INFLUENCE DE L'HÉRÉDITÉ

SUR LA PRODUCTION

DE LA SUREXCITATION NERVEUSE,

SUR LES

MALADIES QUI EN RÉSULTENT,

ET DES MOYENS DE LES GUÉRIR;

Par le Docteur A.-J. GAUSSAIL,

LAURÉAT CORRESPONDANT DE L'ACADÉMIE ROYALE DE MÉDECINE DE PARIS, ANCIEN
INTERNE DES HOPITAUX ET MEMBRE DE LA SOCIÉTÉ ANATOMIQUE,
MEMBRE LAURÉAT DE LA SOCIÉTÉ ROYALE DE MÉDECINE ET DE L'ACADÉMIE
ROYALE DES SCIENCES DE TOULOUSE.

OUVRAGE COURONNÉ

PAR L'ACADÉMIE ROYALE DE MÉDECINE DE PARIS,

AUX CONCOURS DE 1839, 1841 ET 1843,

Pour le Prix fondé par M.me Michel de Civrieux.

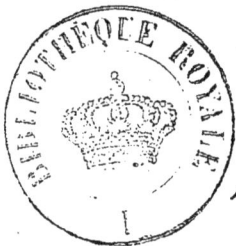

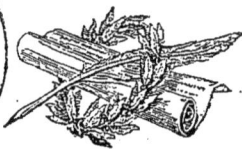

PARIS,

GERMER-BAILLIÈRE, LIBRAIRE-ÉDITEUR,

RUE DE L'ÉCOLE DE MÉDECINE, 17.

TOULOUSE,

DELBOY, LIBRAIRE, | LEBON, LIBRAIRE,
RUE DE LA POMME; | RUE SAINT-ROME.

1845.

AVANT-PROPOS.

HISTORIQUE ET EXAMEN DE LA QUESTION ; PLAN ET
DIVISION DE L'OUVRAGE.

La question que nous avons entrepris de traiter fut d'abord proposée en 1837, par l'Académie royale de Médecine de Paris, pour sujet d'un prix récemment fondé par une dotation spéciale (1), et qui devait être décerné dans la séance publique de 1839.

Depuis quelques années, notre pratique médicale, en nous fournissant l'occasion d'étudier particulièrement les maladies nerveuses, nous avait mis à même de recueillir plusieurs cas dans lesquels la circonstance

(1) « Je lègue à l'Académie de Médecine de Paris une rente perpétuelle sur l'État de la somme annuelle de mille francs, pour fonder un prix annuel qui sera décerné par ladite Académie à l'auteur du *meilleur* ouvrage sur le traitement et la guérion des maladies provenant de la surexcitation de la sensibilité nerveuse ». (Extrait du testament de M.me Marie-Elisabeth-Antoinette Bernard de Civrieux, épouse de M. Michel Jeune.)

étiologique de l'hérédité avait exercé une influence manifeste sur la production d'un bon nombre de ces affections, et tel fut le motif qui nous suggéra le projet d'entrer dans la lutte académique.

Ce projet une fois formé, les difficultés de l'entreprise nous apparurent tout entières ; elles semblaient même se multiplier à mesure que nous élaborions le plan sur lequel nous nous proposions de baser nos considérations : pourtant nous nous mîmes à l'œuvre.

Les preuves déduites de l'analogie pouvaient, sans contredit, apporter leur part dans la solution de la question proposée ; mais il ne s'agissait pas seulement d'établir ce qui doit être d'après ce qui est ; notre sujet nous avait paru réclamer surtout des démonstrations directes. Les faits que nous possédions, eussent-ils été plus nombreux, ne pouvant être considérés que comme des élémens insuffisans, il nous fallait nécessairement entreprendre plus d'une excursion dans le vaste domaine de la science, interroger ses monumens épars, mais toujours debout, et leur emprunter des matériaux appropriés à la construction de notre petit édifice.

Après avoir établi des généralités sur l'anatomie et la physiologie de l'appareil nerveux, après avoir étudié d'une manière générale la surexcitation nerveuse, nous exposions, suivant un ordre numérique, les opinions et les faits rassemblés à l'aide de longues et laborieuses recherches ; à cette exposition nous faisions succéder celle des faits qui nous étaient particuliers, et ces deux ordres de preuves nous servaient à démontrer l'influence de l'hérédité sur la production de la surexcitation nerveuse, que nous envisagions comme un fait pathologique collectif, auquel venaient se rattacher les diverses affections morbides que nous passions ensuite en revue. Venait enfin la partie thérapeutique de notre travail, qui, alors comme aujourd'hui, contenait des considérations relatives à la prophylaxie générale et au traitement curatif proprement dit.

Tel fut le plan de notre premier manuscrit : nous l'avions adressé au concours presque sans le moindre espoir ; aussi fûmes-nous
agréablement surpris quand il nous fut of-
ficiellement annoncé que l'Académie l'avait
honoré d'une médaille d'or de la valeur de
500 fr.

La question se trouvant proposée de nouveau pour 1841, nous ne pouvions entreprendre un nouveau travail sans connaître
avec quelques détails l'opinion de la commission sur celui qu'elle avait si honora-
blement distingué. Les informations à cet
égard pouvant être demandées et fournies sans enfreindre les réglemens de l'Académie, voici ce que nous écrivit un académicien qui fut notre maître et notre ami :

« Vous désirez savoir quel reproche on
a fait à votre travail ; j'ai sous les yeux
le rapport que j'ai demandé au secrétariat,
et je vois que sur cinq mémoires le vôtre
est *le seul* qui ait mérité les suffrages de
la commission. Après avoir rendu compte
des trois parties qui composent votre travail,

le rapporteur fait remarquer que vous avez compris, dans la troisième, des maladies différentes, et que ce rapprochement de faits hétérogènes nuit aux généralisations que vous déduisez pour votre thérapeutique. Il termine en disant que la commission, tout en rendant justice au choix et à l'abondance des matières que renferme ce mémoire, ainsi qu'à l'esprit de méthode et de coordination qui le distingue dans toutes ses parties, a éprouvé le regret de voir tant d'efforts échouer en partie devant l'*esprit même de la question.* Remettez-vous donc à l'ouvrage, et tirez-nous quelque chose de neuf sur la surexcitation nerveuse ; relisez le programme, et pénétrez-vous bien de l'esprit de la question ».

C'en était assez pour nous engager à ne pas laisser sans destination des matériaux péniblement colligés, mais non pour nous fixer complétement sur l'esprit du programme, dont la lettre, déjà ambiguë par elle-même, n'était pas reproduite d'une manière identique par les divers organes de

la presse médicale. « Comme vous le dites
très-bien, nous écrivait le même académicien,
les expressions du programme sont assez
mal définies; l'Académie le sent elle-même;
mais elle est obligée de se tenir dans les
termes du testament. Elle trouvera meilleure
l'interprétation qui aura donné lieu au travail le plus utile, aux maladies nerveuses
en général, et à ces affections considérées en
particulier sous le rapport de l'hérédité ».

Dans notre second manuscrit, renon-
çant à une interprétation qui, quoique
n'étant pas de notre fait (1), n'avait pas
peu contribué aux défectuosités du premier, nous nous attachâmes à considérer
les maladies résultant de la surexcitation

(1) Certains journaux de médecine avaient reproduit aussi la
question : *De l'Influence de l'hérédité sur la production de
la surexcitation nerveuse ; des maladies qui en résultent
et des moyens de les guérir.* D'après cette version, les deux
derniers termes du programme restaient évidemment séparés du
premier; et alors, ce qui semblait réclamé, c'était l'histoire
générale des maladies qui résultent de la surexcitation nerveuse,
et l'exposé des agens curatifs qui leur conviennent, abstraction
faite de l'influence de l'hérédité qu'il s'agissait seulement de
déterminer *sur la production de la surexcitation nerveuse*
en général.

nerveuse au point de vue de l'influence que
l'hérédité exerce *sur leur production*. C'est
dans ce but que les opinions et les faits
empruntés aux auteurs ainsi que les élémens de démonstration qui nous appartenaient, furent rangés en catégories distinctes
et rapportés à chaque individualité morbide. Comme on peut l'entrevoir aisément,
des longueurs inutiles se trouvèrent dès-lors
supprimées dans la partie pathologique de
notre travail, à laquelle nous ajoutâmes un
paragraphe pour les névralgies, qui n'avaient
été que mentionnées en premier lieu, et, de
plus, des considérations spéciales relatives
à l'influence de l'hérédité *sur la production*
des maladies qui peuvent se présenter comme
conséquences plus ou moins éloignées de la
surexcitation nerveuse.

Par suite de ces modifications et de quelques autres qu'il serait trop long d'indiquer,
notre second travail valait incontestablement
mieux que le premier : c'était là notre pensée;
elle ne pouvait être modifiée par les résultats du concours; aussi, tout en accep-

tant comme une honorable et encourageante récompense le prix de 600 fr. que nous partageâmes avec M. Lubanski, nous dûmes rester persuadé que les juges de cette lutte s'étaient montrés ou moins indulgens ou plus difficiles à contenter que ceux de la lutte précédente.

L'importance et les difficultés de la question ressortaient assez de la nécessité dans laquelle se trouvait l'Académie de la proposer de nouveau pour sujet du prix à décerner en 1843. Pénétré de l'une, décidé à ne pas reculer devant les autres, encouragé d'ailleurs par les suffrages qui avaient accueilli nos efforts, nous nous livrâmes à des méditations suivies, à des élucubrations assidues qui eurent pour résultat d'apporter dans toutes les parties de notre troisième travail, des améliorations dont nous signalerons seulement les plus importantes.

Les considérations anatomiques et physiologiques furent restreintes à celles qui étaient strictement nécessaires pour faci-

liter l'étude de la surexcitation nerveuse
envisagée sous un point de vüe général;
l'influence de l'hérédité fut plus convenablement définie et mieux comprise. En
analysant, en *disséquant*, c'est le mot, la
lettre du progamme pour bien saisir son
esprit et ses exigences, nous nous arrêtâmes
à cette partie, *sur les maladies qui en résultent*, et nous comprîmes que l'influence de
l'hérédité ne devait pas seulement être déterminée *sur la production* de ces maladies,
mais encore sur toutes les particularités de
leur histoire. Diverses formes de surexcitation ayant été précédemment admises,
les maladies qu'il s'agissait d'étudier furent
rapportées à chacune d'elles; des preuves
nouvelles furent ajoutées à celles que con-
tenaient nos deux précédens mémoires, et
nous accordâmes une place à la surexcitation
spasmodique qui avait été presque complétement omise. Nos considérations thérapeutiques se trouvèrent dégagées de généralités
qui ne rentraient pas dans l'esprit de la question; enfin, chaque division principale fut

terminée par des propositions destinées à résumer les développemens dont elle avait été
le sujet.

Ainsi modifié et évidemment amélioré
dans toutes ses parties, notre travail a obtenu, au concours de 1843, la seconde
nomination et une médaille d'or de la valeur
de 600 fr.

Les détails dans lesquels nous sommes
entré peuvent donner une idée sommaire
du plan et des divisions principales de notre
travail. Quant à l'esprit et à la méthode qui
nous ont dirigé, il suffira de dire que nous
avons tâché de nous écarter le moins possible du but pratique de la question, et
qu'en raison de la multiplicité des faits
généraux et particuliers qu'il devait em-
brasser, nous nous sommes constamment
efforcé d'éviter la confusion et de rendre
précise et claire l'exposition de nos développemens.

La littérature médicale ne possédait, que

nous le sachions du moins, aucun écrit spécial sur le sujet que nous avons traité; notre
travail et les améliorations qu'il avait successivement subies étaient le fruit de sept
années d'observation et d'études constantes;
le premier corps médical de l'Europe, dont
les suffrages nous avaient honoré trois fois,
avait enfin distribué la totalité du prix;
aussi bien, tout en comprenant qu'il fût
possible de faire mieux, ne pouvions-nous
entrevoir pour nous-même des perfection-
nemens nouveaux. Ces circonstances nous
ont engagé à ne pas laisser dans nos car-
tons *la troisième édition manuscrite* de notre
opuscule, disons même notre pensée tout entière; elles nous ont paru de nature à nous
permettre de tenter avec quelque confiance
l'épreuve hasardeuse de la publicité. C'est
à la presse médicale, c'est à nos confrères
qu'il appartient maintenant de décider si
nous nous sommes bercé d'une trop flatteuse
illusion.

Toulouse, Décembre 1844.

DE L'INFLUENCE DE L'HÉRÉDITÉ

SUR LA PRODUCTION

DE LA SUREXCITATION NERVEUSE,

SUR LES

MALADIES QUI EN RÉSULTENT,

ET DES MOYENS DE LES GUÉRIR.

CHAPITRE PREMIER.

NOTIONS GÉNÉRALES SUR L'ANATOMIE ET LA PHYSIOLOGIE DE L'APPAREIL NERVEUX.

La distinction établie entre les nerfs du sentiment et ceux du mouvement, semble remonter
à Galien, qui attribuait aux premiers plus de mollesse et aux seconds plus de consistance. Depuis
cette époque, les divisions et les subdivisions successivement admises par les auteurs ont donné
naissance aux opinions les plus variées sur les attributions fonctionnelles de telle ou telle autre partie

1

de l'appareil nerveux : c'est ainsi que l'on a admis
des parties centrales et des cordons périphériques
auxquels appartenaient exclusivement la sensibilité
ou la myotilité ; que l'on a localisé les diverses fonctions intellectuelles, les passions, les mouvemens
partiels, etc., etc. ; que l'on en est venu enfin à
admettre presque autant de parties distinctes qu'il
y a de grandes fonctions dans l'économie.

Il est aisé de concevoir, d'après cela, que l'énumération des diverses phases historiques de l'anatomie et de la physiologie de l'appareil nerveux
donnerait à ces considérations trop d'étendue sans
ajouter à leur utilité; peut-être en serait-il de même
de la discussion approfondie des opinions qui s'y
rattachent : aussi, prenant la science au point où
elle se trouve, mettant à profit les travaux les plus
modernes et les faits le plus rigoureusement démontrés, nous tâcherons seulement d'exposer quelques généralités dont la connaissance nous paraît
indispensable pour rendre plus méthodiques et plus
facilement compréhensibles les développemens que
réclame la question proposée par l'Académie.

L'appareil nerveux, considéré dans son ensemble, a été partagé par Bichat en deux grands systèmes : l'un, composé de l'encéphale et de ses dépendances, qu'il nomma système nerveux de la vie
de relation ; l'autre, constitué par le nerf grand
sympathique et ses ganglions, qu'il désigna sous le

nom de système nerveux de la vie organique. Ces
divisions étant généralement admises de nos jours,
nous consacrerons un paragraphe particulier à chacune d'elles ; dans un troisième paragraphe, ré-
unissant les données précédemment acquises, nous
étudierons les fonctions physiologiques de l'appareil nerveux, abstraction faite de toute division
systématique.

§ I. — Système nerveux de la vie de relation.

Ainsi que nous venons de l'indiquer, cette portion de l'appareil nerveux se compose de l'encéphale
et de ses dépendances. Il est bon toutefois de faire
remarquer qu'il convient de donner au mot encéphale une acception qu'il n'a réellement pas, et de
lui faire désigner à la fois les parties nerveuses
renfermées dans la cavité crânienne et dans la canal
vertébral. Envisagé de cette manière, l'encéphale
constitue le centre nerveux de la vie de relation,
et comprend le cerveau, le cervelet, la moelle
alongée et la moelle rachidienne.

Ces diverses parties, dont la texture est manifestement fibreuse, communiquent entre elles, et
sont formées par deux substances distinctes, l'une
grise ou corticale, l'autre blanche ou médullaire.
Ces deux substances affectent des dispositions qui
ne sont pas partout identiques. Ainsi, dans les hé-

misphères cérébraux et cérébelleux, la substance
grise est réellement corticale, tandis que dans la
moelle elle forme deux cordons centraux, et se
trouve enveloppée à son tour par la substance
blanche. Celle-ci forme seule un tout continu; la
grise, au contraire, qui paraît plus vasculaire, ne
se trouve que par places, et surtout dans les en-
droits où sont implantées les extrémités centrales
des nerfs; c'est ce qui l'a fait considérer par Gall
comme un point d'origine, et par Ludwig comme
un centre d'action.

Selon quelques anatomistes modernes, parmi
lesquels on peut citer Béclard et M. le professeur
Blandin, aucun cordon nerveux ne prendrait naissance dans le cerveau ou le cervelet proprement
dits, qui devraient être considérés comme des ex-
pansions, des développemens destinés à augmenter
l'action de la moelle, seul point d'origine des nerfs
encéphaliques.

Les nerfs, véritables prolongemens périphériques des centres dont ils émanent, naissent profondément de la substance grise, et non de la
substance blanche; néanmoins la matière qui les
compose a la plus grande analogie avec cette dernière. Ils sont enveloppés par une membrane particulière qui n'est autre chose que la continuation
de la membrane cellulo-vasculaire, recouvrant immédiatement l'encéphale. Dans leur trajet, les cor-

dons nerveux présentent une multitude de divisions qui consistent seulement dans la séparation des filets dont ils sont composés. Ils communiquent plusieurs fois entre eux, soit par des anastomoses, soit par des plexus, et après s'être répandus dans les interstices des organes, ils se terminent tantôt en s'épanouissant, tantôt en se partageant en une infinité de rameaux ayant des connexions intimes avec les dernières ramifications vasculaires, et contribuant avec ces dernières à former la trame du tissu organique.

Les recherches de Ch. Bell ont démontré que les parties antérieures de la moelle donnaient naissance à des nerfs du mouvement, et les parties postérieures à des nerfs du sentiment; que les nerfs à une seule racine servaient exclusivement à la sensibilité ou à la myotilité, suivant qu'ils partaient des faisceaux postérieurs ou antérieurs; que les nerfs à double racine naissant à la fois de ces deux parties distinctes de la moelle, étaient en même temps sensitifs et moteurs; enfin, que les cordons nerveux qui prenaient naissance sur les faisceaux latéraux de la moelle alongée, avaient pour but de déterminer la contraction des muscles de la face, et de concourir ainsi à des phénomènes d'expression et de respiration.

L'importance et la vérité de ces distinctions ont été plus tard confirmées en France par les ex-

périences concluantes de M. Magendie et d'autres
observateurs qui se sont empressés d'apporter leur
tribut au perfectionnement des connaissances physiologiques acquises.

La section ou la compression de la moelle épinière suffisent pour anéantir le sentiment et le
mouvement dans les parties situées au-dessous de
l'endroit comprimé ou divisé; d'un autre côté, des
altérations morbides des parties nerveuses conte-
nues dans le crâne produisent des résultats semblables, bien que la moelle rachidienne demeure
intacte : aussi est-on fondé à regarder cette portion
du système nerveux encéphalique comme remplis-
sant seulement le rôle de conducteur du sentiment
et du mouvement, dont il faut chercher ailleurs les
véritables centres. Or, si en conservant la distinction établie par Ch. Bell, l'on poursuit dans les
deux renflemens nerveux les plus considérables, la
continuation de la moelle alongée, on voit que ses
faisceaux postérieurs se prolongent dans le cervelet, tandis que les antérieurs pénètrent profondément dans les hémisphères cérébraux. D'après ces
données anatomiques, M. Foville considère le cerveau proprement dit comme le centre des mouvemens volontaires, et le cervelet comme jouant au
moins le principal rôle dans les phénomènes relatifs
à la sensibilité.

Il ne saurait y avoir le moindre doute pour la

première de ces assertions ; mais la seconde n'est pas aussi rigoureusement prouvée, bien qu'elle s'appuie sur des faits d'anatomie pathologique empruntés à Lapeyronie et à Morgagni, ainsi que sur des rapprochemens physiologiques et pathologiques qui avaient conduit le professeur Dugés à admettre que les sensations étaient transmises au côté du cervelet qui correspondait à l'impression.

MM. Flourens et Magendie ne partagent pas les opinions de M. Foville. Selon le premier de ces physiologistes, la moelle serait le point où viendraient se rendre les sensations, tandis que le cervelet servirait à coordonner les mouvemens pour la station et la locomotion. M. Magendie regarde la moelle épinière comme l'organe de la sensibilité, et la partie la plus élevée de la moelle alongée comme le centre d'où émanent les mouvemens volontaires.

Des travaux publiés, il y a quelques années, en Angleterre par Marshal-Hall, et que M. Guesnard a fait connaître en France par une analyse détaillée et complète (1), tendraient à établir que l'appareil nerveux encéphalo-rachidien comprend deux systèmes distincts : l'un, cérébral, qui a sous sa dépendance les sensations et les mouvemens volontaires ; l'autre, qui a été nommé excito-moteur,

(1) *Journal Hebdom.*, année 1836, tom. 4.

dont la moelle épinière est le centre, et sous l'influence duquel se trouve tout ce qui est excitation
et mouvement involontaire.

D'après cette manière de voir, les nerfs qui se
rendent des divers organes à la moelle, sont des
nerfs excitateurs, et ceux qui de ce centre abou-
tissent à une série de muscles, sont des nerfs moteurs, réfléchis ou involontaires.

Marshal-Hall a démontré, par des expériences
ingénieuses, la persistance d'action du système
nerveux excito-moteur même après la destruction
du cerveau. Dans tous les cas cette action, pour
se manifester, a besoin d'un stimulus qui, porté à
la moelle par un nerf excitateur, va provoquer
l'influence motrice de ce centre, et cette influence,
transmise par le moyen d'un nerf moteur ou réflé-
chi, constitue ce que l'auteur nomme action réflé-
chie de la moelle. Les mouvemens que nécessitent
la déglutition et la respiration, ceux qui sont exé-
cutés par les orifices et les sphincters de l'économie, nous offrent des exemples de ce mécanisme.

C'est au système excito-moteur que Marshal-Hall
rapporte toutes les maladies spasmodiques et convulsives, qu'il distingue en trois espèces, selon
qu'elles ont leur source dans la moelle épinière,
dans les nerfs excitateurs ou dans les nerfs moteurs.
Nous aurons sans doute l'occasion de revenir plus
tard sur les considérations pathologiques pleines

d'intérêt que contiennent les recherches du physiologiste anglais.

Comme nous l'avons déjà indiqué, l'on ne s'est
pas borné à localiser d'une manière générale le
sentiment et le mouvement; on a recherché encore
quelles étaient les parties du cerveau qui tenaient
sous leur dépendance les mouvemens partiels.

D'après M. Magendie, les couches optiques prési-
deraient aux mouvemens latéraux, les hémisphères
aux mouvemens en avant et le cervelet aux mouvemens en arrière. MM. Foville et Pinel Grandchamp
ont été conduits, d'après un assez grand nombre
d'observations cliniques, à regarder le corps strié
et ses radiations comme présidant aux mouvemens
de la jambe, et les couches optiques avec la partie moyenne et postérieure du cerveau, aux mouvemens du bras. Long-temps avant, Saucerotte
était parvenu à des résultats semblables; mais les
observateurs que nous venons de citer ont soutenu qu'ils n'avaient aucune connaissance de son
travail lorsqu'ils entreprirent leurs recherches, qui
furent publiées en 1833, et que confirmèrent plus
tard les travaux de M. Serres.

Parmi les opinions qui viennent d'être résumées
il en est qui semblent se contredire; mais il faut
admettre néanmoins qu'elles reposent sur des faits,
et que ceux-ci seulement sont plus ou moins concluans, plus ou moins démonstratifs. Il est évident,

sous ce rapport, que l'on doit accepter comme se rapprochant davantage de la vérité, les données fournies par la physiologie pathologique, tandis que celles qui résultent des expériences faites sur les animaux ne peuvent mériter le même degré de confiance. En effet, comme le dit Béclard, « l'in-» fluence du centre nerveux sur le reste du système » est d'autant plus grande, que le centre est plus » développé, plus volumineux relativement au reste » du système, et surtout que les parties diverses de » la masse centrale sont plus exactement rassem-» blées dans un point unique » (1). Or, si c'est la réunion de ces diverses conditions qui distingue essentiellement le système nerveux de l'homme de celui des animaux, il est constant que les vivisec-tions, sans même tenir compte des changemens qu'elles doivent nécessairement entraîner, ne sau-raient fournir que des déductions inexactes ou approximatives.

Percevoir les sensations, les apprécier et les ju-ger; déterminer et diriger les actes qu'elles récla-ment de nous; exercer ces actes par l'intermédiaire des muscles et des os, qui ne sont que des agens d'exécution : telles sont en résumé les attributions fonctionnelles du système nerveux de la vie de relation.

(1) *Anatomie générale*, pag. 589.

§ II. — Système nerveux de la vie organique.

Il est constitué par un seul tronc nerveux pair et symétrique, se divisant en une infinité de rameaux qui communiquent fréquemment entre eux par le moyen des plexus et des ganglions : on le désigne sous les noms de grand sympathique, d'intercostal ou de trisplanchnique.

Les ganglions du grand sympathique sont formés par deux substances intimement unies entre elles : l'une est blanche et médullaire; l'autre est pulpeuse, et présente une couleur grise ou rougeâtre. Les plus remarquables de ces ganglions sont ceux qu'on nomme sémilunaires : les rameaux très-nombreux qui en partent ou qui viennent s'y rendre forment, en s'entre-croisant en divers sens, un réseau à mailles serrées; c'est le plexus solaire.

Les nerfs trisplanchniques offrent ceci de particulier, qu'au lieu de se diviser en rameaux successivement moins volumineux, comme les nerfs encéphaliques, leurs divisions ont tantôt le même volume que le tronc dont elles se séparent, et tantôt même un volume plus considérable. Ils ont une teinte plus foncée que les nerfs de la vie de relation; ce qui a fait penser qu'ils n'étaient pas formés par une substance analogue. Cependant M. Blandin a démontré que la couleur grisâtre et la densité plus marquée des cordons nerveux de la vie or-

ganique devaient seulement être attribuées à la plus
grande épaisseur de leur névrilème.

Les divisions du grand sympathique se distri-
buent aux organes digestifs, circulatoires et respiratoires; aux appareils urinaire et génital; mais les
veines, les vaisseaux et les glandes lymphatiques
n'en reçoivent aucun filet. Elles accompagnent surtout les artères, autour desquelles elles forment des
plexus si apparens, que Sœmmering avait considéré
cet appareil nerveux comme leur appartenant en
propre. Tout porte à croire que ces connexions
existent encore dans les dernières ramifications
artérielles.

Les physiologistes ont diversement considéré les
ganglions du grand sympathique sous le rapport
des usages qu'ils sont appelés à remplir. Les uns
ont pensé qu'ils résultaient d'un arrangement particulier des filets nerveux destinés à arrêter, à modérer l'action nerveuse dans son cours; parmi eux
se trouvent Meckel, Scarpa, Legallois, etc.; les
autres, parmi lesquels il faut ranger Winslow,
Johnstone, Lecat, Reil, Bichat et Broussais, ont
regardé les ganglions comme de véritables centres
d'action, comme de petits cerveaux indépendans
du système encéphalique.

Quoi qu'il en soit, et sans admettre toutefois
cette indépendance absolue, il n'en faut pas moins
reconnaître au système nerveux ganglionaire une

sphère d'action spéciale dont le résultat est l'accomplissement des fonctions dites organiques ou nutritives. Disons, en outre, en nous réservant d'y revenir bientôt avec plus de détails, que Bichat considérait ce système nerveux comme le centre d'où partent les passions et comme le terme auquel elles viennent aboutir.

§ III. — Physiologie de l'appareil nerveux considéré au point de vue de son unité organique.

Les divisions et les subdivisions qui viennent d'être signalées peuvent avoir leur degré d'importance quand il s'agit d'étudier les fonctions que l'on croit leur être spécialement dévolues ; mais existent-elles réellement? C'est là ce qu'un rapide examen nous permettra de déterminer.

D'abord, l'action du cœur, du poumon et de l'estomac se trouve influencée par des nerfs de la vie de relation, et le grand sympathique communique par une soixantaine de filets avec les nerfs encéphaliques ou spinaux. En second lieu, il est constant que des émotions de diverse nature semblent, dans quelques circonstances, ne pas être reçues par le cerveau, et aller de prime-abord retentir vers la région épigastrique. Nous tenons d'une dame bien à même de s'observer, et dont il sera question plus tard, que toutes les impressions qui l'affectent désagréablement sont d'abord exclu-

sivement ressenties par elle à l'épigastre. « Nos
» femmes nerveuses et sensibles, dit Bordeu, at-
» tentives à tout ce qui se passe en elles, font tous
» les jours là-dessus les remarques les plus fines.
» Il n'en est point qui ne prouvât qu'un des siéges
» des passions et des forces nécessaires même aux
» efforts corporels, est vers le creux de l'estomac
» et vers le cœur » (1). « La sensibilité épigastrique,
» dit M. le docteur Cerise, est d'autant plus vive,
» d'autant plus incommode, que la disposition aux
» affections nerveuses est plus grande. Quant à
» nous, ajoute-t-il, nous ne manquons jamais d'in-
» terroger ce symptôme quand il nous importe de
» savoir si la maladie que nous sommes appelé à
» traiter est une affection nerveuse » (2).

On sait que parmi les passions il en est qui ac-
célèrent les mouvemens du cœur, tandis que d'autres les ralentissent et produisent la syncope : l'on
connaît ces exemples de suffusion ictérique déterminée par la colère, la crainte, etc., etc.; et ces
effets produits sur les organes des fonctions nutritives sont assez constans pour qu'il ne faille pas regarder comme dépourvu de fondement tout ce qui
a été dit à diverses époques, de l'*archée,* du *centre
phrénique, du cerveau abdominal.*

(1) *OEuvres complètes,* pag. 674.
(2) *Des Fonctions et des Maladies nerveuses, etc.,* p. 449.

Ces argumens, et d'autres semblables sur lesquels s'est appuyé Bichat, sont insuffisans pour démontrer que le système nerveux ganglionaire est le centre d'où partent les passions. En effet, on peut objecter, avec juste raison, que les passions ne sont que des sensations extrêmes, exclusives, résultant des impulsions développées au dedans de nous-mêmes ou des impressions extérieures, et transmises dans l'un et l'autre cas au centre des perceptions par l'intermédiaire des nerfs trisplanchniques ou des appareils des sens ; que sans une contrariété, sans injures, sans menaces, sans mauvais traitemens, par exemple, l'individu le plus irritable ne se livrera pas à un accès de colère ; que la volonté, attribution exclusive de l'encéphale, en réagissant fortement sur l'impression reçue, peut empêcher la manifestation des passions ; qu'enfin elles ne se développent que pendant l'état de veille. Mais ces objections sont loin de prouver que le cerveau est le siége exclusif des passions, et que le grand sympathique y est totalement étranger. Il demeure, au contraire, bien démontré par l'observation et le raisonnement, que ces sensations exclusives résident dans l'ensemble de l'organisme, et qu'elles réagissent tantôt sur les organes des fonctions nutritives, tantôt sur le centre cérébral. Dès-lors l'assertion émise par Bichat reste fondée, mais en ce sens seulement que le système nerveux ganglionaire, en raison de l'impressionnabilité plus grande dont il est doué, doit être chez certains sujets plus fréquemment que chez d'autres, le point de départ des passions, ou le terme auquel elles viennent aboutir.

Si aux développemens qui précèdent nous ajoutons qu'une foule de causes morbifiques portant d'abord isolément leur action sur le système nerveux ganglionaire, viennent ensuite retentir sur le système encéphalique, et réciproquement, nous verrons que l'anatomie, la physiologie et la pathologie se réunissent pour nous démontrer que la nature est loin de se prêter à nos démarcations arbitraires, alors même qu'elles semblent le mieux fondées et qu'elles sont généralement admises.

Il faut nécessairement induire de ces démonstrations, que l'appareil nerveux forme un tout continu, composé seulement de centres et de cordons, parties à la fois solidaires et indépendantes les unes des autres, mais concourant toutes au même but, au même résultat, c'est-à-dire, à la manifestation et à l'accomplissement des actes qui constituent la vie de l'individu, et que l'on désigne collectivement sous le nom de fonctions d'innervation; fonctions qui ne peuvent être comprises et expliquées, jusqu'à un certain point, que par l'indépendance et la solidarité réciproques dans lesquelles se trouvent les diverses parties dont se compose l'appareil nerveux. Comment, en effet, concevoir, sans l'une de ces conditions, la production des phénomènes sympathiques, soit dans l'état normal, soit dans l'état pathologique ?

Les cordons nerveux ne *naissent* pas de la substance grise de l'encéphale, comme l'indiquent généralement les ouvrages d'anatomie ; il est plus exact de dire que leurs extrémités périphériques, ramifiées dans les organes, se réunissent en filets de plus en plus distincts, qui vont se plonger dans l'encéphale et se continuer avec lui. Ce centre communique aux cordons qu'il reçoit une action particulière ; mais il ne les tient pas sous sa dépendance absolue, puisqu'ils se forment et se nourrissent sans lui ; puisque, soustraits à son influence, ils conservent encore leur irritabilité et leur sensibilité.

Ces deux propriétés, qui appartiennent à l'ensemble de l'appareil nerveux, sont mises en évidence par des excitans extérieurs ou intérieurs ; elles peuvent l'une et l'autre donner lieu à la manifestation des mouvemens ; mais il y a entre elles cette différence, que l'irritabilité résulte d'une cause physique dont les effets ne peuvent consister qu'en des mouvemens involontaires, tandis que les excitations diverses qui mettent en jeu la sensibilité sont transmises au cerveau, qui les perçoit, les élabore, et transmet à son tour l'influence nécessaire à la détermination et à l'accomplissement des actes que les sensations réclament de nous.

Si, dans le voisinage des centres, les cordons nerveux peuvent facilement être distingués en organes spéciaux du sentiment ou du mouvement, il n'en est plus ainsi dans leur trajet, car leur structure et leurs fonctions tendent de plus en plus à se confondre par suite des communications fréquentes qu'ils ont entre eux. Relativement à ces modes de communication, il est digne de remarque que, d'une part, les anastomoses ne se font guère qu'entre les branches des nerfs sensibles et celles des nerfs moteurs ; que, de l'autre, les renflemens appelés ganglions existent seulement sur le trajet des nerfs destinés à la sensibilité, et qu'ils acquièrent même un volume considérable dans les nerfs des sensations spéciales. Cette distinction est encore bien moins possible dans les dernières ramifications nerveuses, puisque par les dissections les plus minutieuses on ne parvient jamais à séparer la fibre sensible de la fibre contractile, intimement unies ensemble pour former la trame du tissu organique dont les propriétés vitales dévoilent la nature des élémens qui le constituent.

La faculté de sentir est donc inhérente à toutes les parties de l'organisme vivant. Sans doute elle y est plus ou moins développée, suivant leur structure et les usages auxquels elles sont destinées ;

sans doute aussi elle présente de nombreuses
variations par rapport à la nature des impressions
qui la déterminent et des phénomènes par lesquels
elle se manifeste; mais cette proposition n'en est
pas moins avérée. On sait en effet que les anta-
gonistes de Haller, en variant les modes de stimulation, sont parvenus à développer la sensibilité
dans les parties auxquelles cette propriété avait
été refusée d'après les expérimentations de ce
célèbre physiologiste. Ainsi Lecat, en irritant la
dure-mère avec l'alcool ou en la grattant avec un
cure-dent, a évidemment démontré la sensibilité
de cette membrane. Ainsi Van-Swieten cite l'observation pathologique suivante, qui prouve incontestablement que les tendons ne sont pas insensibles.
Une inflammation phlegmoneuse s'étant déclarée
à la partie inférieure de la jambe, chez un sujet
cacochyme, les collections purulentes se firent jour,
et décollèrent la peau dans une grande étendue,
surtout vers la malléole interne. En vain Boërrhaave
recommanda-t-il au chirurgien qui donnait ses soins
au malade, de ne pas toucher aux tendons entièrement dépourvus de leurs gaînes; celui-ci, prenant un de ces corps pour une portion de tissu
cellulaire mortifié, le saisit avec une érigne et
l'enleva. Mais tout-à-coup il survint des convulsions générales et une roideur tétanique qui persista pendant quelques instans; « *ipso momento,*

*miser æger convulsus fuit totus à capite ad calcem,
cum immani dentium stridore, sicque per aliquot
momenta tetanodes factus obriguit »* (1).

De toutes les stimulations capables de provoquer
la sensibilité, même dans les parties qui semblent
n'en jouir que d'une manière tout-à-fait obtuse, il
n'en est pas de plus puissante que celle produite par
la douleur. « Mais le sentiment aigu de la douleur,
» dit Marc-Antoine Petit, qui n'en épargne aucune,
» qui s'y développe d'autant plus cuisant que la
» sensibilité s'y trouvait plus cachée, prouve mieux
» que l'œil de l'anatomiste et que son couteau,
» que le droit de sentir est commun à toutes les
» parties, et que la nature, en les rassemblant,
» n'a pas voulu faire siéger la mort avec la
» vie » (2).

En examinant ce qui se passe chez les animaux
placés au dernier degré de l'échelle, nous voyons
que la contraction fibrillaire est tellement soumise
à la sensibilité, que ce n'est que par cette relation
de cause à effet, qu'il est possible de reconnaître
chez eux l'existence d'un système nerveux. Si de
ces êtres nous passons à l'homme, nous voyons
que tous les mouvemens nécessités pour l'accom-

---

(1) *Comment. in Herm. Boerrh. Aph.*, tom. I, pag. 219.
(2) *Médecine du cœur. — Discours sur la Douleur,*
pag 255.

plissement des fonctions organiques ou sensoriales,
se trouvent sous la dépendance de cette propriété;
nous pouvons nous assurer encore que certains
muscles se contractent sans la participation de
la volonté, et par la seule influence d'un stimulus
développé par la sensibilité mise en jeu : tels sont
les muscles des ouvertures naturelles et ceux qui
agissent sympathiquement avec eux.

Entre les impressions et les sensations, entre la
sensibilité et les mouvemens, se trouve l'action
cérébrale, comme intermédiaire nécessaire. Ce
serait peut-être ici le lieu d'étudier le mécanisme
de l'intelligence, éminente attribution dont la per-
fection place l'homme tant au-dessus des autres
êtres; mais dans la crainte de nous égarer au
milieu de considérations métaphysiques trop profondes, nous nous contenterons d'établir qu'elle
comprend des phénomènes multipliés, qui sont tous
des modifications de la faculté de sentir, et qui
peuvent être compris dans les quatre divisions
suivantes :

1.° *Combinaisons intellectuelles*, auxquelles appartiennent la perception des idées, l'attention, la
réflexion, la comparaison, le jugement, la mémoire, le raisonnement, l'imagination.

2.° *Passions et affections*. Elles comprennent les
facultés affectives désignées par Gall sous les noms
de sentimens, de penchans, de passions, telles que

l'amour, l'amitié, l'orgueil, l'ambition, la vanité, etc. ; et certains modes d'action instantanés et passagers auxquels il a reservé le nom d'affections, tels que la joie, la colère, la frayeur, la crainte, la tristesse, etc.

3.° *Volonté, liberté.* Le premier effet de la sensibilité générale, c'est le sentiment de l'existence, la connaissance du *moi.* Or, comme toutes les sensations semblent se réduire à deux élémens primordiaux, le plaisir et la douleur, on appelle volonté, la faculté qu'a l'individu de désirer les sensations agréables et d'éviter celles qui l'affectent désagréablement ; de même on désigne sous le nom de liberté, cette autre faculté en vertu de laquelle, entre deux ou plusieurs besoins qu'il éprouve, il se détermine pour l'un plutôt que pour l'autre.

4.° *Déterminations de la volonté.* Elles comprennent les mouvemens volontaires, la voix, la parole, les gestes, l'expression de la physionomie.

Des notions physiologiques précédemment exposées, il résulte évidemment que la sensibilité, considérée d'une manière générale, est le point de départ et la condition *sine quâ non* de toute fonction d'innervation. Sans elle, en effet, point d'intellectualisation, point de mouvemens réfléchis ni involontaires, point de nutrition, point de sécrétion ni d'émission de leurs produits, point de vie, en un mot ; car *vivre, c'est sentir*, comme l'a dit Cabanis avec beaucoup de vérité. Or, comme les excitans d'une nature quelconque sont indispensables au développement de cette propriété vitale, l'on peut établir que l'action de l'appareil nerveux ne se manifeste qu'en vertu de l'excitabilité dont il jouit...

On a comparé dans ces derniers temps les phénomènes de l'innervation à ceux de la circulation. Il est bien vrai que nous trouvons dans l'ensemble de l'appareil nerveux un système afférent, conduisant les impressions de la périphérie du corps à un centre commun, et un système efférent, transportant les déterminations de la volonté du centre à la circonférence ; il y aurait cette différence, pourtant, que la circulation nerveuse présenterait de fréquentes intermittences. Ce rapprochement conduit à l'admission d'un fluide subtil parcourant les cordons nerveux ; mais il en est de cette hypothèse, évidemment reproduite de la théorie des esprits animaux, par laquelle Willis, Sydenham et la plupart des médecins du dix-septième siècle se rendaient compte des phénomènes nerveux soit dans l'état de santé soit dans l'état de maladie ; il en est, disons-nous, de cette hypothèse, comme de toutes celles imaginées pour expliquer le mécanisme de l'innervation, et qui n'ont jamais pu nous dévoiler convenablement les secrets de la nature. Ce que nous savons de plus positif à cet égard, c'est que

l'excitation nerveuse, pour se produire d'une manière normale, nécessite l'intervention et le concours du sang artériel, comme le démontrent
suffisamment les données de la science.

En observant le développement successif de
l'embryon humain, nous trouvons des filamens
nerveux partout où existent des vaisseaux distincts.
Dès que le cœur commence à se dessiner, nous
apercevons à côté de lui un ganglion destiné à
lui fournir sa vitalité et sa force d'impulsion; nous
voyons enfin l'organisation artérielle se perfection-
ner et se compléter en même temps que se perfectionne et se complète l'organisation nerveuse.
Nous savons déjà que les divisions de l'appareil
de l'innervation et celles de l'appareil vasculaire,
après s'être fidèlement accompagnées dans leur
trajet, se réunissent d'une manière de plus en plus
étroite, et finissent même par se confondre complétement, précisément dans les parties où se produisent les excitations nerveuses et où les irradia-
tions sympathiques trouvent leur point de départ.
Ces dispositions toujours constantes peuvent-elles
avoir d'autre but que de favoriser entre ces deux
grands appareils organiques des rapports intimes
réciproques également indispensables à la manifestation de leur action fonctionnelle respective?

Si l'œil reste trop long-temps fixé sur un objet
vivement éclairé, celui-ci devient d'abord coloré,

puis complétement noir ; bientôt il n'y a plus de
sensation visuelle , et pour qu'elle puisse se rétablir
l'organe aura besoin de quelques instans de repos.
Il est évident que, dans ce cas, la suspension mo-
mentanée de la vision ne reconnaît d'autre cause
que l'épuisement de la sensibilité de la rétine , épuisement que la circulation artérielle est seule destinée
à réparer, en fournissant pendant le repos les élémens qui doivent reproduire l'aptitude fonctionnelle
de cette sur-face nerveuse.

La syncope , comme on le sait, détermine immédiatement la perte plus ou moins complète du sentiment et du mouvement, qui se rétablissent à mesure
que le sang, abordant de nouveau vers le centre nerveux encéphalique , lui apporte les élémens nécessaires à son action physiologique. A la suite des
hémorrhagies abondantes , on observe dans les
fonctions d'innervation des désordres qui cessent
dès que l'économie a réparé ses pertes. Enfin ,
lorsqu'une artère principale vient d'être liée, on
constate assez habituellement une diminution notable de la sensibilité dans la portion inférieure du
membre, jusqu'à ce que la circulation collatérale soit
convenablement établie; et ces faits, choisis parmi
tant d'autres qui pourraient être empruntés à la
pathologie , ne sont pas moins démonstratifs que
les données de l'anatomie et de la physiologie.

Ainsi donc , il faut reconnaître en principe que

l'innervation est le résultat de la combinaison de l'élément nerveux et de l'élément vasculaire. Quelle est maintenant la loi qui préside à cette combinaison? quels sont les rapports qui s'établissent entre ces deux élémens? quelle est enfin la part pour laquelle chacun d'eux contribue à la manifestation de l'action nerveuse? Ce sont là des questions qui resteront toujours peut-être entourées d'un voile impénétrable; mais, fort heureusement, leur solution, quelque satisfaisante qu'elle fût d'ailleurs, n'est pas nécessaire à la constatation de cette grande vérité physiologique entrevue déjà par Hippocrate, mentionnée et diversement interprétée par presque tous les auteurs modernes, mais dont les conséquences pathogéniques nous paraissent n'avoir été bien appréciées que par M. le docteur Cerise, dans son remarquable ouvrage que nous avons déjà cité, et auquel le prix *Civrieux* a été décerné par l'Académie en 1840.

Ce chapitre, destiné à servir d'introduction, devait être terminé par les développemens qui ont eu pour but la démonstration d'un fait duquel découleront d'importantes déductions, à mesure que nous avancerons dans les considérations qui doivent faire l'objet principal de ce travail.

CHAPITRE II.

DE LA SUREXCITABILITÉ ET DE LA SUREXCITATION NERVEUSES.

Puisqu'il demeure démontré que l'innervation centrale ou périphérique ne se produit qu'en vertu de l'excitabilité de l'appareil nerveux, mise en jeu par l'action des causes excitantes physiques ou morales, il est aisé de concevoir que ces causes, si elles agissent avec trop d'intensité ou de persitance, au lieu d'avoir pour effet la production d'actes purement fonctionnels, doivent nécessairement provoquer des phénomènes anormaux, indices d'une excitation exagérée. Mais ces phénomènes anormaux ne sont pas uniquement le résultat de sensations trop vives ; on les voit souvent se manifester à la suite d'impressions modérées : aussi peut-on établir en premier lieu, que la surexcitation nerveuse est de deux sortes : l'une passagère, et pouvant être indistinctement provoquée chez tous les sujets par des excitans trop actifs ; l'autre habituelle, en quelque sorte, et se développant chez certains individus sous l'influence de causes peu

violentes, quelquefois même dans les circonstances les plus ordinaires de la vie. Or, comme, dans
le premier cas, les phénomènes de surexcitation
ne peuvent tenir qu'à un accroissement momentané
de l'excitabilité naturelle de l'appareil innervateur,
il est impossible, dans le second cas, de ne pas les
rapporter à une manière d'être particulière, innée
ou acquise de cet appareil, et qu'il convient de désigner sous le nom de surexcitabilité nerveuse. Ne
nous y trompons pas, en effet : de même que l'excitation physiologique, la surexcitation nerveuse
ne peut être envisagée que comme un résultat, un
fait accompli; dès-lors ces deux expressions de
surexcitation et de surexcitabilité nerveuses seront
indifféremment employées dans le cours de ce travail; et toutes les fois que la première le sera seule,
elle supposera la préexistence de la disposition organique dont elle est la manifestation immédiate.

Si maintenant on nous demande en quoi consiste cette disposition, nous avouerons que les
modifications organiques qui la constituent sont
loin de nous être parfaitement bien connues. Mais
il faudrait bien se garder d'en conclure que la
surexcitabilité nerveuse n'est autre chose qu'une
hypothèse; autant vaudrait peut-être nier la cause
première de la pensée, parce que sa connaissance
échappe à nos investigations. Tous les jours, au
reste, en physiologie comme en pathologie, et dans

des questions moins ardues que celle-ci, il nous suffit de constater des effets pour remonter à la nécessité d'une cause dont les théories ou les systèmes dominans fournissent des explications plus ou moins satisfaisantes. Eh bien! si, comme nous l'espérons, nous parvenons dans la suite à signaler des phénomènes morbides qui ne peuvent être rapportés qu'à une exagération dans la faculté de sentir, il faudra bien admettre comme une réalité l'existence de la surexcitabilité nerveuse. Examinons d'ailleurs si le fait précédemment établi de l'intervention du sang artériel dans la production de tout phénomène d'innervation, n'est pas susceptible de faire rejaillir quelques rayons de lumière sur un sujet qui paraît tout d'abord enveloppé de tant d'obscurité.

Il n'est pas nécessaire de connaître la nature intime des rapports suivant lesquels se combinent l'élément nerveux et l'élément artériel, pour admettre que l'excitation nerveuse normale se trouve essentiellement liée à l'identité et à la régularité constantes de ces rapports préétablis par une loi toujours invariable. Mais en dehors de l'ordre physiologique, la participation de chacun de ces élémens, au lieu de s'opérer dans les strictes limites qui lui ont été imposées, peut ne pas les atteindre ou les dépasser; elle peut, en d'autres termes, être défectueuse ou excessive; et de là résultent les quatre formes fondamentales de la surexcitabilité nerveuse, que nous allons successivement passer en revue d'après les principes développés par M. le docteur Cerise (1).

1.° L'appareil nerveux peut ne pas avoir acquis un degré de développement convenable : dans ce cas, l'élément qu'il fournit à la production de chaque excitation est insuffisant, et, par suite, l'afflux du sang nécessaire à cette production, ne se fait qu'en déterminant dans l'organisme nerveux un épuisement rapide et une congestion plus ou moins active, qui doivent nécessairement troubler ses opérations. *(Surexcitabilité hyponévrique.)*

2.° L'appareil nerveux peut avoir acquis un développement trop considérable et posséder une activité prédominante. Dans ce cas, l'élément qu'il fournit à la production de chaque excitation est surabondant, tandis que l'élément artériel, ne pouvant entrer en rapport avec lui, demeure insuffisant. *(Surexcitabilité hypernévrique.)*

3.° Les principes actifs du sang artériel peuvent être en défaut. Dans ce cas, la production de chaque excitation normale nécessitera un afflux plus considérable de ce fluide, et cet afflux stérile, en congestionnant l'organisme nerveux, rendra ses opérations douloureuses, imparfaites ou désordonnées. *(Surexcitabilité hypohémique.)*

(1) *Ouvrage cité*, pag. 454.

4.° Les principes actifs du sang artériel peuvent être en excès : dans ce cas, sa participation à la production de chaque excitation normale congestionnera encore l'organisme nerveux ; mais cette fois il s'agira toujours d'une congestion véritablement sthénique, et essentiellement différente, par conséquent, de la précédente. *(Surexcitabilité hyperhémique.)*

A chacune de ces formes de la surexcitabilité nerveuse correspondent assez exactement certains faits de surexcitation qu'il suffira de signaler par quelques traits généraux. Ainsi, tandis qu'à la surexcitabilité hyponévrique viennent se rattacher ceux de ces faits qui s'observent particulièrement chez les individus dont l'organisation nerveuse se trouve incomplétement développée par le défaut d'exercices convenables ou appauvrie par une cause quelconque, la surexcitabilité hypernévrique, au contraire, comprend ceux qui appartiennent exclusivement aux personnes dont cette organisation a acquis un développement trop considérable par le fait d'excitations trop fréquentes ou trop prolongées. Tandis qu'à la surexcitabilité hypohémique se rapportent les faits de surexcitation présentés par les sujets faibles, lymphatiques, anémiques ; la surexcitabilité hyperhémique renferme ceux qui ne sont guère observés qus chez les sujets doués d'une constitution pléthorique. Avoir un système nerveux

incomplet ou prédominant, posséder un sang ap-
pauvri ou riche en principes actifs, ce sont là certainement des conditions organiques bien distinctes,
mais dont cependant les résultats pathogéniques
se rapprochent et se confondent presque par leur
identité.

D'après ce qui vient d'être exposé, il est constant que la surexcitabilité nerveuse n'appartient
pas exclusivement à un seul tempérament ; mais il
faut reconnaître néanmoins qu'elle est le principal
attribut de celui qu'on désigne sous le nom de nerveux, et que, toutes choses égales, elle se rencontre
bien plus fréquemment chez les sujets qui en sont
doués que chez ceux dont l'organisation offre des
conditions physiologiques opposées. Aussi, sans négliger entièrement les autres formes de surexcitabilité, nous aurons plus particulièrement en vue celle
qui tient à la prédominance de l'organisation nerveuse, parce que c'est à elle que nous a paru devoir
se rapporter le plus grand nombre des faits de surexcitation qu'il nous a été donné de recueillir, et
que nous aurons à mentionner dans la suite.

La surexcitabilité nerveuse ne s'observe pas avec
une même fréquence chez l'un et l'autre sexe, à tous
les âges de la vie, et dans chaque constitution physique considérée seulement sous le rapport de la
force et de la faiblesse, et abstraction faite du tempérament qui l'accompagne. D'un autre côté, cette

disposition pouvant être originelle ou acquise, il nous importe de connaître les circonstances qui ont pour effet de la développer : elles sont relatives au degré de civilisation, à l'éducation physique et morale, à la position sociale, aux professions, à la religion, aux institutions et aux révolutions politiques, enfin à l'influence combinée de l'exemple et de l'imitation. Exposons donc sur chacune de ces particularités et de ces circonstances quelques considérations rapides qui, en nous fournissant l'occasion de développer plus amplement ce qui a été sommairement établi à l'occasion de quelques formes de la surexcitabilité, rendront peut-être plus facile et plus méthodique l'appréciation que nous devrons bientôt faire de l'influence qu'exerce l'hérédité sur la production de la surexcitation nerveuse.

1.° *Sexe.* — La femme diffère essentiellement de l'homme sous le rapport de son organisation physique, qui offre une frappante analogie avec celle de l'enfant. Ainsi chez elle le système musculaire est moins développé, la peau plus lisse et plus transparente, l'épiderme plus mince; la pulpe nerveuse participe à la délicatesse de tous les tissus : de là cette influence généralement plus marquée que les corps ambians exercent sur les organes de ses sens; de là cette sensibilité vive et changeante qui la soumet à une foule d'impressions et qui la fait passer rapidement d'un sentiment à un autre tout opposé; de là cette facilité avec laquelle se développent ces deux moyens d'expression, le rire et les larmes; de là encore ce besoin incessant de plaire et de s'attacher, que la femme ne peut puiser ailleurs que dans le sentiment de sa faiblesse; de là cette sagacité instinctive, pour ainsi dire, souvent cachée sous les dehors de l'étourderie ou d'un timide embarras, et qui la fait pourtant exceller dans la connaissance du cœur humain; de là, enfin, ce goût fin, ce tact parfait des convenances, cette pitié tendre, cette commisération affectueuse, toujours empressée et toujours efficace; de là, en un mot, cet ensemble d'attributs moraux et de facultés affectives, qui font le plus bel apanage de son sexe, et qui donnent à son esprit tant de grâces et de séduction. Aussi a-t-on dit, avec juste raison, que la femme sent plus qu'elle ne pense, et que l'homme pense plus qu'il ne sent.

Si nous ajoutons que l'appareil utérin, plongé dans une inertie à peu près complète tant que dure l'enfance, acquiert à l'approche de la puberté et conserve jusqu'à l'âge critique une activité vitale en vertu de laquelle il devient aisément le centre d'où émane une impressionnabilité particulière, surtout à chaque époque mensuelle et pendant la grossesse, nous arriverons à conclure que la surexcitabilité nerveuse doit se rencontrer bien plus généralement chez la femme que chez l'homme, comme le prouve d'ailleurs la plus grande fréquence des maladies dont elle est la cause éloignée.

2.º *Ages.* — Le système nerveux est fréquemment surexcité dans le très-jeune âge; mais ce n'est pas le cerveau, comme on l'a dit et répété bien des fois, qui est le point de départ de cette surexcitation; il suffit, pour s'en convaincre, d'examiner de quelle manière s'exécutent les fonctions cérébrales dans l'enfance. Les sensations sont vives, il est vrai, mais elles sont très-rapides. La réflexion, la comparaison, sont nulles, ou elles ne s'exercent que sur la superficie des impressions : c'est donc une erreur bien évidente, d'attribuer au cerveau une prédominance d'action qu'il ne peut encore posséder. Les fonctions nutritives jouissent, au contraire, d'une grande activité chez les jeunes enfans; il semble que la nature ne soit occupée que d'un but unique, l'accroissement de l'individu. Aussi, dans l'immense majorité des cas, les nerfs chargés de ces fonctions doivent-ils être considérés comme le siége primitif de cette surexcitation, qui se communique ensuite sympathiquement au cerveau, et dont la douleur est presque toujours la cause provocatrice.

A mesure que l'enfant grandit, il éprouve le besoin d'acquérir des connaissances nouvelles : l'intelligence se développe et se perfectionne; aussi, vers la fin de la première enfance, le cerveau

commence à avoir réellement une activité prédominante. C'est alors, et seulement alors, que peut
aller retentir de prime-abord sur cet organe la surexcitation nerveuse, qui, susceptible de se manifester sous l'influence d'excitans variés, reconnaît
le plus fréquemment pour cause l'exercice immodéré des facultés cérébrales.

Les changemens qui s'opèrent dans l'organisation physique et qui signalent la puberté, amè-
nent aussi des changemens notables dans l'existence
morale de l'adolescent. Il éprouve de nouveaux
besoins ; il se sent surtout agité par un sentiment
de volupté dont il ne sait se rendre compte, par
un penchant irrésistible à aimer, à s'attacher, alors
même qu'il ne connaît pas l'objet qui doit le cap-
tiver. Il se met de plus en plus en rapport avec
le monde extérieur ; son imagination s'agrandit,
s'exalte, et le rend éminemment accessible aux
affections et aux passions qui sont une conséquence de ses dispositions et de ses relations sociales. Sans la crainte de donner à ces considérations
trop d'étendue, nous examinerions la position respective des deux sexes à cette période de la vie,
et cet examen nous fournirait de nombreuses circonstances qui viendraient confirmer ce qui a été
dit plus haut, savoir, que la surexcitation nerveuse
doit être plus fréquente chez la femme que chez
l'homme.

Parvenu à la virilité, l'homme n'a plus cette vivacité de la jeunesse, mais il conserve celle qui lui est nécessaire pour occuper un rang dans la société, à laquelle il appartient tout entier. Son organisation physique est complète, son intelligence a acquis toute son énergie; c'est alors qu'il se livre avec plus d'ardeur aux travaux de l'esprit; c'est alors aussi, qu'au milieu des intérêts positifs qui l'agitent, des obstacles de tout genre qu'il doit surmonter pour conserver ou pour améliorer sa position sociale, toutes les passions, toutes les affections sont aisément mises en jeu, et, parmi elles, c'est surtout l'ambition qui devient dominante.

La femme commence à perdre sa fraîcheur et ses grâces, et les regrets occasionés par cette perte entraînent à leur suite des affections morales telles que les chagrins domestiques, la jalousie, auxquelles ne font pas toujours diversion les jouissances de la maternité. On peut voir par ce court aperçu combien cette période de l'existence doit être féconde, chez l'un et l'autre sexe, en exemples de surexcitation nerveuse.

La vieillesse est caractérisée par l'affaiblissement graduel des facultés intellectuelles : la mémoire seule semble persister; aussi le vieillard en use-t-il largement, et se plaît-il à raconter tout ce qu'il a fait dans sa jeunesse : *laudator temporis acti se puero;* comme s'il éprouvait le besoin d'entourer

des souvenirs d'autrefois une existence dépourvue
de charmes par elle-même. L'appareil locomoteur
et les organes des sens perdent insensiblement leur
énergie, peu à peu les idées ne sont coordonnées
que confusément, et, par suite, le jugement présente peu de justesse et de précision. Les affections
morales vives ne sont plus ressenties, les émotions
pénibles sont accueillies avec indifférence, parce
que l'égoïsme et le découragement ont remplacé
tous les sentimens affectifs. Cette période de la
vie est presque entièrement négative pour la surexcitation nerveuse, chez l'homme du moins;
l'on observe cependant assez souvent des maladies qui sont une conséquence de surexcitations
antérieures.

Chez la femme, le passage de l'âge adulte à la
vieillesse est désigné sous le nom d'âge critique, à
cause, sans doute, des dérangemens qui précèdent
ou qui suivent la cessation de la menstruation. Les
organes reproducteurs n'ont plus une vie particulière; ils n'influencent plus l'économie; cependant,
toujours dominée par le désir de plaire, la femme
s'efforce, par une foule d'artifices, de conserver ce
qui lui reste de charmes, jusqu'à ce que, convaincue
de son impuissance, pour se dédommager ou se
consoler, ou plutôt pour ne pas faillir à sa mission d'amour et de dévouement, elle imprime à
ces sentimens affectifs une nouvelle direction, en

s'adonnant tout entière aux pratiques de la dévotion et de la bienfaisance.

Les nombreux élémens de surexcitation dans
cette période de la vie de la femme, s'accroîtront
encore, sans aucun doute, si elle ressent la douleur d'être restée fille, si elle éprouve les ennuis
et les chagrins du veuvage; si, au lieu de cette
tendre affection et de cette protection qu'elle devait
attendre de celui dont elle a embelli l'existence,
elle ne trouve que l'indifférence, le dédain ou
l'abandon; si elle ne peut ou ne sait pas jouir
du bonheur de ses enfans; si, enfin, il ne lui est
pas donné de recevoir d'eux ces soins pieux et
empressés dont la reconnaissance seule leur fait
un devoir sacré.

3.° *Constitution.* — La faculté de sentir vivement
les impressions semble être généralement le par-
tage des individus faibles et délicats. L'histoire des
grands hommes nous apprend que plusieurs d'entre eux n'ont dû leur supériorité dans les sciences
et dans les arts, qu'à la faiblesse de leur système
musculaire et de leurs organes nutritifs, disposition
qui a laissé plus d'activité à l'organe chargé des
fonctions intellectuelles. Il est vrai de dire toutefois que la délicatesse de la constitution et la
débilité de l'appareil digestif sont souvent une
conséquence des travaux de l'esprit. Plutarque
rapporte que Cicéron avait l'estomac si faible, qu'il

ne pouvait supporter qu'une petite quantité de
nourriture. Sénèque, Virgile, Ovide, Pope, étaient
maigres, pâles et décharnés. Mais toujours est-il
qu'une faiblesse native ou acquise des muscles et
des organes digestifs, favorise singulièrement le développement de la puissance nerveuse. Cette puissance ayant en effet pour but l'entretien de la vie,
il semble qu'elle doit s'accroître en raison des dangers qui la menacent ; et c'est là d'ailleurs ce que
nous démontre l'activité des sensations éprouvées
pendant le cours des maladies aiguës, lorsque du
moins elles n'ont pas eu pour résultat immédiat ou
secondaire d'anéantir ou de diminuer la sensibilité.

4.° *Instruction.* — *Éducation morale.* — *Genre de
vie.* — Une instruction non proportionnée au développement de l'organisation, des méthodes d'enseignement exigeant l'exercice des facultés qui n'existent pas encore ou qui ne sont qu'incomplétement
développées ; une éducation morale qui ne s'est pas
constamment appliquée à retenir dans de justes
limites les penchans naturels et les facultés affectives, à inspirer de bonne heure des habitudes
régulières seules capables de mettre en harmonie
les besoins instinctifs moraux et intellectuels ; la
vie sédentaire consacrée à des occupations sérieuses et utiles, tout aussi bien que celle que l'on
peut dire inoccupée, parce qu'elle se passe au
milieu de futilités nuisibles ; l'oisiveté, cette source

féconde de l'ennui et des affections morales tristes,
surtout si elle succède tout-à-coup à une vie active;
les habitudes de luxe, la lecture des romans, la
fréquentation des cercles, des bals, des spectacles;
l'abus des liqueurs alcooliques, l'usage immodéré
des plaisirs de l'amour, etc. : voilà tout autant de
circonstances bien propres à surexciter le système
nerveux, et qui, conséquences presque inévitables
des progrès de la civilisation, se trouvent réunies
au plus haut degré dans les cités populeuses. Aussi
observe-t-on une immense différence, sous ce rapport, entre les habitans des villes et ceux des
campagnes. Ceux-ci, livrés constamment à un exercice musculaire pénible, habitués de bonne heure
au malaise ou à la misère, occupés sans cesse
des moyens qui doivent pourvoir à leur existence
matérielle, éprouvent rarement des secousses morales. Les émotions les plus vives les trouvent
presque insensibles; la perte d'un ami, d'un fils,
d'un père, d'une mère, est supportée avec un
calme surprenant, avec une froide résignation.
Ici, en général, point de tendre sollicitude, point
de douleur profondément sentie; les soins donnés
à un malade sont assez ordinairement propor-
tionnés aux services qu'il rendait et qu'on peut
encore attendre de lui; les regrets qu'inspire sa
mort sont basés sur la même considération. Combien de fois n'avons-nous pas vu le vieillard in-

firme, abandonné presque sans secours, et cela
parce que sa main débile ne pouvait plus remuer
le sol qui le nourrissait ? Que de fois encore,
après sa fin, n'avons-nous pas entendu cette allé-
gation froidement invoquée, pour imposer silence
aux simulacres de la douleur !

5.º *Professions.* — Georget, considérant dans les
professions la nature des exercices qu'elles nécessitent, les a partagées en trois classes. La première
comprend les professions purement mécaniques, et
qui exigent seulement l'action du système muscu-
culaire. Dans la seconde, il place celles qui nécessitent des combinaisons intellectuelles, telles que
la profession d'artiste, d'homme de lettres, de savant, d'administrateur. Dans la troisième se trouvent les professions intermédiaires, qui exigent à
la fois l'action des facultés cérébrales et l'exercice
musculaire, telles que celles de négociant, de
mécanicien, d'orfèvre, etc. L'observation, d'accord
avec le raisonnement, démontre que ce n'est guère
que dans les deux dernières classes que se rencontrent des exemples plus ou moins fréquens de
surexcitation nerveuse.

6.º *Religion.* — Il est un besoin moral profondément empreint dans le cœur de l'homme, aussi
nécessaire à l'individu qu'à la société, se traduisant en affection et en foi religieuse, se manifestant par un pur amour pour la divinité et par une

ardente charité pour le prochain. Si la religion vraie et bien entendue est une source inépuisable d'espérances et de craintes également salutaires, si elle assure à ceux qui la pratiquent la paix de l'âme et les consolations si nécessaires au bonheur; il est constant qu'une dévotion exagérée, celle surtout qui traîne à sa suite les superstitions, les idées mystiques, les contemplations ascétiques, est une cause fréquente de surexcitation nerveuse, comme le prouvent les nombreuses manies religieuses que l'on observe dans les établissemens d'aliénés.

7.° *Institutions et révolutions politiques.* — On pourrait établir en principe que, dans un gouvernement libre, l'homme, maître de l'exercice de ses droits moraux, développe ses facultés intellectuelles, et se trouve par cela même plus exposé à surexciter l'organe qui en est chargé. Mais cette surexcitation est bien plus fréquente et plus remarquable à la suite des bouleversemens politiques; en effet, on a toujours observé un plus grand nombre d'aliénations mentales dans les époques qui ont suivi les grandes révolutions.

8.° *Exemple et imitation.* — De tous les actes de l'économie capables de provoquer l'instinct d'imitation dont l'homme est doué comme quelques animaux, il n'en est pas de plus puissans que ceux qui mettent en jeu la faculté de sentir. En présence de l'attendrissement et des larmes, nous nous

attendrissons et nous pleurons par une détermination tout-à-fait sympathique et instinctive, de
même aussi nous participons, pour ainsi dire, malgré nous à la joie de ceux qui nous entourent;
car les pleurs et le rire sont les phénomènes qui
peuvent certainement être considérés comme les
plus susceptibles de se reproduire par une sorte
de contagion sympathique. La colère, l'enthousiasme et le courage, la crainte et la peur, se
communiquent dans certaines circonstances avec
une extrême rapidité. « L'imitation, dit Alibert,
règne en souveraine sur le monde sensible » (1).

La propension imitative ne se développe pas
seulement dans l'état physiologique; on la voit fréquemment favoriser à elle seule la propagation
plus ou moins étendue de certaines maladies, et
particulièrement de celles qui ont pour caractère
principal la surexcitation nerveuse. Bailly rapporte
le fait suivant, dans son Rapport sur le magnétisme
animal. Un jour de première communion, à l'église
Saint-Roch, une jeune fille fut prise tout-à-coup
de violentes convulsions pendant la messe. Aussitôt cinquante à soixante en eurent de semblables
dans l'espace d'une demi-heure, et on ne put les
guérir qu'en les séparant les unes des autres. Qui
ne connaît l'histoire racontée par Hecquet, de cette

(1) *Physiologie des passions*, tom. 1, pag. 187.

affection vaporeuse dont les accès, caractérisés par un miaulement étourdissant, se manifestaient tous les jours, à la même heure, dans une communauté religieuse de filles, et le moyen moral promptement efficace auquel on eut recours ? C'est aussi la menace d'un remède énergique qui réussit à Boërrhaave pour mettre fin à la rapidité effrayante avec laquelle se propageaient les affections convulsives parmi les femmes de l'hôpital de Harlem. Qui ne connaît aussi les histoires de ces véritables épidémies convulsives ou extatiques, mentionnées dans tous les ouvrages, et notamment celles qui sont relatives aux bonzes et aux fakirs de l'Inde, aux trembleurs de la Provence et des Cevennes, aux religieuses de Louviers et de Loudun, aux convulsionnaires de Saint-Médard ? Dans ces cas divers, la propension imitative, provoquée par l'exemple d'un seul individu ou de quelques-uns, ne tardait pas à se répandre et à devenir générale.

Sans doute, à l'époque où nous vivons l'on n'observe pas des faits analogues à la plupart de ceux que nous venons de rappeler ; mais toujours est-il qu'il convient de tenir compte, dans la pratique, de l'influence plus restreinte de l'exemple et des propensions imitatives sur le développement de la surexcitabilité et de la surexcitation nerveuses. Nous avons été à même dans plus d'une occasion de constater l'action de cette double circonstance étiologique.

Les considérations qui précèdent pourraient sembler, au premier abord, étrangères à celles qui doivent faire le sujet de ce travail ; elles s'y rattachent pourtant d'une manière bien directe. En effet, la dispotition à la surexcitation nerveuse ne reconnaissant pas pour cause unique l'hérédité, il était nécessaire de connaître les principales circonstances étiologiques qui peuvent aussi lui donner naissance, soit pour établir si elles ne doivent pas avoir des résultats nécessairement plus certains chez des individus héréditairement disposés à ressentir leur action, soit pour rechercher si cette prédisposition organique ne peut pas exister en dehors des circonstances précitées, et par le fait seul de l'influence héréditaire. Cette connaissance était indispensable, en un mot, comme nous l'avons déjà dit, pour déterminer de la manière la plus précise possible la part qui revient à l'hérédité dans les productions de la surexcitation nerveuse.

Après avoir esquissé les principales conditions qui peuvent insensiblement donner naissance à la surexcitabilité nerveuse, il nous faudrait peut-être indiquer les causes qui la mettent en jeu. Mais comment espérer de pouvoir passer en revue les variétés infinies que présentent ces causes déterminantes de la surexcitation nerveuse ? Tel individu qui restera impassible à une impression vive, se trouvera surexcité par une autre qui le sera beaucoup moins ; de même que des circonstances paraissant quelquefois tout-à-fait indifférentes, produiront constamment chez certains sujets une excitation plus marquée qu'elle ne devrait l'être dans l'ordre physiologique. Nous pourrions à cet égard multiplier des citations qui seraient plus curieuses qu'utiles ; mais qu'il nous suffise d'établir ici que ces causes, quelque variées qu'elles soient, peuvent néanmoins être rapportées à deux chefs principaux, suivant qu'elles sont physiques ou morales. Distinctes par leur nature, elles se confondent, en quelque sorte, sous le rapport des effets qui leur appartiennent, c'est-à-dire que l'on voit assez communément des influences physiques déterminer des troubles de la vie intellectuelle, et réciproquement des influences morales ouvrir la voie aux désordres fonctionnels de la vie nutritive.

Il n'est aucune des parties constituantes de l'organisme nerveux qui ne puisse recevoir en premier lieu l'atteinte de certaines causes déterminantes de surexcitation ; mais en vertu de la solidarité que nous savons exister entre elles, cette excitation exagérée restera rarement limitée et circonscrite dans son siége primitif ; elle se propagera, au contraire, de la périphérie vers les divers centres, elle ira retentir des centres vers les épanouissemens périphériques, et dans l'un et l'autre cas se manifesteront, tantôt avec rapidité, tantôt avec plus ou moins de lenteur, des désordres fonctionnels qui révèleront cette participation ou ce retentissement. De ce fait, démontré par l'observation de tous les jours, il résulte que la surexcitation nerveuse envisagée d'une manière générale, est toujours initiale et idiopathique, ou irradiée et sympathique : ajoutons que ce fait convenablement interprété est peut-être à lui seul capable de faire rejaillir la plus satisfaisante clarté sur la pathogénie des diverses névroses.

Les troubles fonctionnels susceptibles d'être rattachés à la surexcitation nerveuse, constituent des états maladifs extrêmement nombreux dont les variétés et les nuances infinies doivent échapper à une indication générale aussi bien qu'à une classification méthodique. Comment, en effet, comprendre dans des généralités les degrés intermédiaires qui se rencontrent entre une simple exaltation de la faculté de sentir ou un spasme léger, et les plus violentes convulsions épileptiques ; entre un simple emportement ou un accès de colère, et le délire furieux d'un maniaque ? Contentons-nous d'établir ici que ces divers états morbides, quelque multipliées que soient leurs variétés et leurs nuances, peuvent néanmoins être rapportés à une série de groupes distincts, non en prenant pour point de départ les principes de localisation anatomique, mais bien en ayant égard aux points d'analogie qu'ils offrent dans leurs manifestations extérieures. Cette coordination systématique, basée sur la considération des symptômes, ne répond pas, nous le savons bien, à toutes les exigences, mais elle offre au moins l'avantage d'éviter le plus possible l'erreur et la confusion ; aussi c'est celle que nous suivrons plus tard, lorsque nous aurons à étudier, sous le rapport de l'hérédité, les maladies qui résultent de la surexcitation nerveuse.

RÉSUMÉ ET CONCLUSIONS.

I. Il existe une disposition particulière de l'organisme, caractérisée par l'impossibilité dans laquelle se trouve l'appareil innervateur de recevoir sans trouble l'action des causes excitantes extérieures ou intérieures.

II. Cette disposition, qu'il convient de désigner sous le nom de surexcitabilité nerveuse, est originelle ou acquise : dans un cas comme dans l'autre, elle se trouve liée au défaut d'harmonie dans les rapports préétablis qui doivent exister entre l'élément nerveux et l'élément artériel, pour former la condition constante et invariable de l'excitabilité physiologique.

III. Ce défaut d'harmonie ne pouvant dépendre que d'une activité défectueuse ou prédominante de l'un ou de l'autre des élémens constitutifs de l'excitabilité normale, la surexcitabilité nerveuse ne peut, par suite, se présenter que sous quatre formes principales; c'est-à-dire que, suivant la modification organique de laquelle elle dépend, elle sera hyponévrique ou hypernévrique, hypohémique ou hyperhémique.

IV. Mise en jeu par les influences physiques ou morales, la surexcitabilité nerveuse a pour résultat constant et immédiat la surexcitation : il faut donc la considérer comme la cause éloignée ou prédisposante de cette surexcitation ainsi que des maladies qui en résultent.

V. La surexcitation nerveuse s'annonce tantôt par une simple exaltation de la sensibilité normale, tantôt par des phénomènes morbides, variables dans leurs formes et dans leur intensité, mais que l'on peut néanmoins réunir en groupes distincts, d'après la prédominance et l'analogie des symptômes qui leur appartiennent.

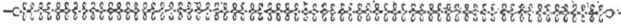

CHAPITRE III.

DE L'INFLUENCE DE L'HÉRÉDITÉ SUR LA PRODUCTION DE LA SUREXCITATION NERVEUSE.

Le mot hérédité, emprunté au langage ordinaire et à celui de la jurisprudence, n'a pas tout-à-fait la même signification en médecine; il s'entend, non pas du droit de recueillir ou de succéder, mais bien de la transmission par voie de génération et de descendance de certaines circonstances physiologiques ou morbides de l'organisation. Ainsi, lorsqu'on remarque chez un ou plusieurs enfans de la même famille, des dispositions physiques ou morales qui ont une analogie plus ou moins frappante avec celles que présentaient leurs pères ou leurs mères, ou quelqu'un de leurs ascendans en ligne directe, l'on dit qu'elles leur ont été transmises par voie d'hérédité. Ainsi, lorsqu'à une époque quelconque de leur existence on observe chez certains individus des affections maladives dont avaient été atteints pareillement l'un ou l'autre des auteurs de leurs jours ou quelqu'un de leurs ascendans, toujours en ligne directe, l'on dit encore que l'hérédité a été la cause de ces affections.

A l'exception de quelques maladies virulentes et contagieuses, il n'en est pas peut-être parmi celles réputées héréditaires, qui se développent immédiatement ou peu de temps après la naissance : ce développement n'a lieu, au contraire, le plus ordinairement, qu'à certaines périodes plus ou moins éloignées et assez bien exactement déterminées. Prenons pour exemple la phthisie et l'apoplexie, maladies dont la transmission héréditaire nous semble incontestable. Quoique le fait ne soit pas sans exemple, ce n'est pas néanmoins dans la première enfance que se manifeste communément l'affection tuberculeuse; mais jusqu'à l'âge de dix-huit à quarante ans, l'individu dont le père ou la mère auront été atteints de la phthisie, présentera dans son organisation, dans sa manière d'être, des caractères qui serviront à le faire distinguer d'autres sujets. Sa peau blanche et fine, ses membres grêles, sa poitrine étroite et serrée, ses omoplates saillantes, ses pommettes habituellement colorées d'un rouge vif et circonscrit, etc., inspireront à l'observateur attentif des craintes sérieuses pour l'avenir. Il en est de même de l'apoplexie, qui, lorsqu'elle s'évit chez l'enfant nouveau-né ou dans le très-jeune âge, reconnaît le plus souvent pour causes des circonstances accidentelles. Mais le sujet qui a reçu le jour de parens apoplectiques, sera doué d'une constitution éminemment sanguine et pléthorique; il aura le cou court, les épaules larges, la face colorée; et ces particularités de son organisation existeront maintes fois à un degré qui permettra même à des personnes étrangères à la médecine de deviner, en quelque sorte, la maladie dont il sera atteint plus tard. Il suit de là qu'en étudiant l'hérédité au point de vue étiologique, il faut reconnaître d'abord son influence sur la production de la prédisposition à une maladie ou à une série de maladies, et, en second lieu, celle qu'elle exerce sur la maladie elle-même, qui n'est en définitive que la réalisation de la prédisposition déjà existante. Ainsi donc, toutes les fois qu'il sera acquis à l'observation qu'un état particulier de l'organisme à été transmis des parens aux enfans, ce fait devra suffire pour établir que la maladie, qui a trouvé dans cet état particulier une des principales conditions de son développement, existe également sous l'influence de l'hérédité. Cette remarque est de la plus haute importance dans tous les cas; mais elle doit surtout être prise en sérieuse et constante considération dans le sujet qui nous occupe.

Il est évident que, pour pouvoir transmettre à leur progéniture une modalité organique quelconque, un père ou une mère doivent la posséder au moment même de la génération, ou, du moins,

l'avoir possédée antérieurement, soit qu'elle n'ait
constitué chez eux qu'une simple prédisposition,
soit qu'elle ait favorisé la manifestation de quelque
affection morbide. Mais il n'est nullement nécessaire
pour que cette transmission puisse avoir lieu, que le
père ou la mère aient directement reçu de leurs
parens la modalité dont il s'agit. Celle-ci ayant
existé seule ou avec la maladie à laquelle elle
prédispose, chez l'un ou l'autre des aïeux, peut
avoir franchi une génération et se montrer chez la
suivante; elle peut aussi avoir été acquise par des
circonstances accidentelles; et, dans l'un et dans
l'autre cas, il n'en faut pas moins admettre la possibilité de sa transmission par voie d'hérédité.

Ce que nous venons de dire des dispositions organiques accidentelles et de leur transmissibilité
héréditaire, nous conduit naturellement à mentionner celles qui résultent de diverses influences
auxquelles la mère peut avoir été soumise pendant
sa grossesse.

Nous ne saurions guère concevoir l'importance
de la distinction établie par les auteurs, entre les
prédispositions ou les maladies dites héréditaires,
parce que, provenant indistinctement du père ou
de la mère, elles sont communiquées par le fait
seul de la génération, et celles qui ont été désignées
sous la qualification de connées, parce qu'elles sont
transmises de la mère à l'enfant postérieurement

à sa conception et pendant sa vie intra-utérine. Mais ne s'agit-il pas, dans l'un et dans l'autre cas, d'un résultat parfaitement identique, c'est-à-dire, d'un état anormal constituant un véritable héritage, et dont la préexistence originelle ou acquise chez les parens a réellement décidé la transmission? Peut-être les prédispositions communiquées au fœtus pendant la grossesse sont-elles moins prononcées, moins persistantes; peut-être aussi se réaliseront-elles bien plutôt que d'autres sous une forme maladive; peut-être, enfin, seront-elles plus contestables quand cette réalisation ne se manifestera qu'à une période éloignée de la naissance. Mais ces nuances ne sauraient suffire, selon nous, pour séparer les prédispositions en question de celles qui dépendent de l'hérédité proprement dite; aussi n'hésiterons-nous pas à les comprendre dans une même catégorie étiologique.

Nous arrêterons-nous maintenant à l'examen des théories à l'aide desquelles on a cherché, à diverses époques de la science, à expliquer la transmission héréditaire des prédispositions et des maladies? mentionnerons-nous les hypothèses bien connues de Van-Helmont, de Stahl et d'Hoffmann? rechercherons-nous si les germes préexistans ou instantanément produits et vivifiés sont susceptibles de contracter une altération quelconque, cause première de cette transmission? essaierons-nous, enfin, de déterminer si nous pouvons nous en rendre compte par un vice primitif existant exclusivement dans les solides ou dans les fluides de l'économie ? Dans les opinions les plus opposées nous trouverions peut-être des raisons également bonnes ou mauvaises; mais leur examen ne nous fournirait sans doute pas des déductions utilement applicables à la pratique, car elle gagne toujours beaucoup plus à la constatation des faits qu'à leurs explications; et puis, il faut bien l'avouer aussi, il est des faits généraux si intimement liés à l'essence de la vie, qu'ils doivent rester inexplicables comme elle. Contentons-nous donc d'avoir établi comment il convient de comprendre l'influence de l'hérédité dans la production des prédispositions ou des maladies en général, et occupons-nous maintenant d'exposer les preuves que nous fourniront successivement l'analogie et l'observation, à l'appui de l'influence exercée par cette cause sur la production de la surexcitation nerveuse.

Parmi les particularités physiques ou morales que présente notre organisation, et qui sont susceptibles de se transmettre par voie de descendance, il en est de tellement saillantes, qu'elles sont saisies et appréciées même par le vulgaire. « On voit, dit Montaigne, escouler des pères aux enfans, non-seulement les marques du corps, mais encore une ressemblance d'humeurs, de com-

plexion et d'inclinations de l'âme ». L'adage dès
long-temps consacré : *tel père, tel fils*, semble venir
assez à l'appui de cette vérité pour qu'il ne soit pas
nécessaire d'y insister plus longuement.

Ce que l'on remarque pour la faiblesse et pour
la force de la constitution, pour les dimensions et
les défectuosités de la taille, pour la coloration de
la peau, pour les traits de la face, pour divers
vices de conformation, pour les attitudes, les gestes, pour les nuances du caractère, etc., etc., on
l'observe également pour les divers organes de l'économie, avec cette différence néanmoins, que les
dispositions qu'ils présentent, loin d'être persistantes et de pouvoir être constatées de prime-abord,
ne deviennent appréciables que dans certaines circonstances qui sont presque exclusivement du domaine de l'observation médicale. Combien de fois,
en effet, l'exercice de notre art ne nous fournit-il
pas l'occasion de reconnaître dans un viscère quelconque, et souvent même dans un appareil organique tout entier, une prédominance d'action ou
une susceptibilité qui avaient pareillement existé
chez les ascendans des individus soumis à notre
examen ? Il n'est pas jusqu'à l'action de certains
médicamens qui ne nous mette parfois à même
de confirmer l'influence de l'hérédité sur l'existence
d'une manière d'être particulière de telle ou telle
autre partie de l'organisme. Baillou, pour faire re-

marquer combien il importe au médecin d'avoir
égard aux idiosyncrasies, cite le cas d'une famille
illustre composée de plusieurs enfans, dont les uns
ressemblaient à la mère et les autres au père.
Celui-ci était purgé par le médicament le plus léger, et il en était de même chez les enfans qui lui
ressemblaient. Chez la mère, au contraire, pour procurer des évacuations alvines, il fallait avoir recours
à des purgatifs énergiques, et l'on était dans la
même obligation pour les enfans qui avaient une
ressemblance avec elle (1).

Considérées sous le rapport physiologique, les
modalités organiques constituent les tempéramens
et les idiosyncrasies; sous le rapport pathologique,
elles forment à elles seules la plus grande partie
des causes éloignées ou prédisposantes d'une foule
d'affections morbides. C'est là une vérité qui n'était
pas ignorée d'Hippocrate, et qui a été formulée par lui, dans le passage de ses écrits où il
parle de l'hérédité de l'épilepsie. « *Si enim*, dit-il,
*ex pituitoso pituitosus, et ex bilioso biliosus oritur;
et ex tabido tabidus, et ex lienoso lienosus; quid
velat ut cujus parentes hoc morbo detineantur, eo
quoque et posterorum aliquis corripiatur* (2) ». Il est

---

(1) Ballonii, *Epid. et Ephemerid.*, lib. 1, pag. 38.
(2) *Opera omnia*, edente Kuhn, tom. 1., pag. 594; lib. de
Morbo sacro.

vrai que pour expliquer la transmission par voie
d'hérédité de ces diverses dispositions organiques,
le vieillard de Cos supposait que le fluide prolifique
émane de toutes les parties du corps; « *cùm nempè*
genitura ab omnibus corporis partibus procedat à
sanis sana et à morbosis morbosa » (1). Mais que
nous importe une explication qui ne pouvait être
différente à une époque si éloignée de celle où
la science physiologique a fait de véritables progrès ? Elle n'a pas moins servi à constater un fait
confirmé depuis par l'observation de tous les jours ;
et d'ailleurs, il faut bien en convenir, c'est vainement que nous chercherions aujourd'hui à en fournir une plus complétement satisfaisante.

La transmission héréditaire des conditions qui
se rattachent à la conformation extérieure comme
à l'organisation intérieure, a été presque unanimement reconnue comme une vérité incontestable :
nous disons presque unanimement, car elle n'a
guère trouvé qu'un seul contradicteur. En 1748,
l'Académie des Sciences de Dijon proposa pour sujet de prix, la question suivante : *Comment se fait la*
transmission des maladies héréditaires ? Dans le mémoire qu'il adressa au concours, et qui fut imprimé
l'année d'après, le célèbre Louis nia formellement
l'existence des dispositions et des maladies héré-

(1) *Ibid.*

ditaires, et soutint, en s'appuyant, non sur des faits
contradictoires, mais seulement sur des argumens
spécieux, que tout ce qui était accepté à cet égard,
n'était qu'un préjugé consacré par l'ignorance et le
défaut de réflexion. A cette époque, Louis n'avait
pas acquis cette profondeur de jugement qui le
distingua plus tard; aussi sa doctrine, si opposée
à celle professée par tous les bons observateurs
anciens et modernes, ne résiste pas à un examen
sérieux, et si elle figure dans les annales de la
science, ce n'est plus que comme un exemple de
ces flagrantes erreurs dont ne savent pas toujours
se garantir les esprits les plus éminens. Ainsi
donc nous avons pu admettre comme un fait
suffisamment démontré en thèse générale, la transmission de certaines dispositions organiques, et si
nous n'avons pas produit les preuves physiologiques qui la mettent hors de doute, c'est que nous
avons mieux aimé les réserver pour les développemens qui se rattachent plus directement à la
solution de la question proposée; et puis, les généralités qui ont été exposées nous ayant paru
suffisantes, nous avons tenu à éviter des longueurs inutiles.

S'il est vrai que toutes les parties de l'organisme vivant peuvent présenter dans leur texture ou
dans leurs manifestations fonctionnelles des manières d'être particulières, dont l'origine, dans certains

cas donnés, ne peut être rapportée qu'à l'influence
de l'hérédité, l'appareil nerveux ne saurait faire
exception à cette loi générale : bien loin de là,
au contraire, le rôle important qu'il joue dans
l'accomplissement des actes de la vie, doit le rendre plus apte que tout autre système organique à
ressentir cette influence.

En étudiant dans le chapitre précédent les conditions individuelles et générales qui offrent les plus
fréquens exemples de surexcitabilité nerveuse,
nous avons vu qu'elle semblait être, en quelque
sorte, l'apanage des constitutions faibles et délicates. Or, puisque la faiblesse et la force de la
constitution se transmettent par voie de descendance, elles doivent nécessairement se propager
avec leurs conséquences, et, sous ce rapport, il
ne saurait y avoir d'exagération à dire qu'il suffit
en général d'hériter d'une constitution chétive, pour
hériter en même temps d'une aptitude à la surexcitation nerveuse. Qu'un père doué d'une constitution délicate native ou accidentellement acquise,
vienne à procréer des enfans, ils présenteront
toujours quelques particularités susceptibles d'être
rapportées à cette disposition, qui, si elle n'est pas
modifiée à temps par des précautions hygiéniques
convenables, les rendra, toutes choses égales
d'ailleurs, plus sensibles, plus impressionnables que
des sujets procréés dans des conditions opposées

Qu'une mère jusqu'alors bien portante et bien
constituée, se trouve soumise pendant sa grossesse
à un régime alimentaire qui ne suffise pas à ses
fonctions nutritives, ou bien encore qu'elle soit
épuisée par une maladie longue ; l'enfant qu'elle
mettra au monde sera doué d'une constitution plus
ou moins chétive, par cela seul que sa nutrition a
été incomplète et viciée pendant sa vie intra-utérine, et les résultats définitifs seront les mêmes
que dans le cas précédent, avec les particularités
qui ont été mentionnées quand nous avons parlé
des prédispositions transmises de la mère à l'enfant pendant la gestation. Qu'un père ou une mère
présentant à un degré plus ou moins manifeste
les attributs d'un tempérament nerveux exagéré,
donnent le jour à des enfans, ceux-ci présenteront
aussi à une époque quelconque de leur existence,
parfois plutôt, parfois plus tard, des dispositions
analogues par suite desquelles la surexcitation nerveuse se développera plus facilement chez eux
sous l'influence des causes diverses capables de
la déterminer. Enfin, qu'une femme dont le tempérament n'avait donné lieu jusque-là à aucune
remarque particulière, s'abandonne pendant sa
grossesse aux égaremens de son imagination,
qu'elle se livre aux emportemens des passions,
qu'elle éprouve des émotions morales subites ; ces
excitations insolites donneront à son système ner-

veux une activité prédominante qui ira nécessairement retentir sur celui de l'enfant qu'elle nourrit
dans son sein, et c'est ainsi que se seront prépa-
rées pour le nouvel être des conditions organiques
en vertu desquelles il sera dans la suite plus apte
à recevoir l'atteinte des causes déterminantes de
surexcitation.

Quoique les considérations qui précèdent ne s'ap-
pliquent qu'aux deux formes de surexcitabilité qui
nous paraissent le plus susceptibles d'être influen-
cées par l'hérédité (forme hyponévrique, forme
hypernévrique), elle peuvent être aisément appliquées aux deux autres formes (hypohémique et
hyperhémique), et il serait tout-à-fait inutile d'insister sur de nouveaux développemens à cet égard.

La surexcitabilité nerveuse se développant souvent au milieu de certaines conditions sociales qui
ont été examinées dans le chapitre précédent, il
peut être difficile, dans certains cas, de distinguer
celle qui est acquise, de celle qui est uniquement
le résultat de l'influence héréditaire. Mais la fréquence même de cette disposition dans les circonstances indiquées comme le plus propres à favoriser
son développement, loin de nous permettre de
considérer l'hérédité comme une coïncidence indif-
férente, ne pourrait-elle pas, au contraire, être envisagée comme un fait général à l'appui de cette
influence étiologique ? Nous ne saurions en douter

un instant, puisque l'on peut établir, sans crainte d'émettre une hypothèse, que par le fait seul de leur constitution native, certains individus plutôt que d'autres ressentiront plus constamment et plus inévitablement, en quelque sorte, l'action des influences précitées. D'un autre côté, que penser de l'existence bien constatée de l'aptitude à la surexcitation nerveuse, en dehors de ces conditions variées qui ont pour effet de la développer insensiblement, si ce n'est qu'elle nous démontre évidemment son origine et son mode de transmission? Eh bien! disons-le d'avance, les faits particuliers que nous aurons à citer dans le chapitre suivant, seront presque tous de nature à fournir cette démonstration irrécusable.

Jusqu'ici nous n'avons produit que des preuves déduites de l'analogie, nous avons dit ce qui devait être d'après ce qui est réellement; mais interrogeons les annales de la science, et voyons si la transmission par voie d'hérédité d'une prédisposition aux affections nerveuses, n'a pas été admise comme un fait constant, quoiqu'elle ait été diversement comprise et dénommée.

Daniel Sennert, au milieu des divagations que lui fournissent ses théories humorales et sa croyance à l'intervention de l'esprit malin, par laquelle il explique certains phénomènes des maladies nerveuses, n'en reconnaît pas moins le rôle que jouent dans leur manifestation des dispositions organiques qu'il suppose transmises des pères aux enfans par le moyen de la semence et du sang. C'est surtout dans la mélancolie et l'épilepsie qu'il fait ressortir l'influence de ces causes éloignées, comme on peut s'en convaincre en consultant les descriptions qu'il a données de ces deux affections (1).

Willis admet, dans plusieurs passages de ses écrits, que l'organisation du cerveau peut être viciée de diverses manières, et présenter des dispositions particulières susceptibles de se transmettre par voie d'hérédité. Ces dispositions, qu'il place tantôt dans la structure délicate du cerveau et dans la laxité de ses fibres, tantôt dans un vice du sang et des sucs nerveux, constituent pour lui la cause éloignée principale des maladies convulsives. « *Quod spectat*, dit-il, *ad ipsius cerebri malam dispositionem, eadem aliquandò hœreditaria existit. Ità, parentibus epilepticis aut convulsioni obnoxiis oriundi, in eosdem affectus plerumque et ipsi proclives sunt : et quidem constitutio cerebri à partu multis modis fieri potest violiosa* » (2).

Frédéric Hoffmann mentionne souvent comme cause des maladies nerveuses, une disposition maladive des parties solides et motrices qui s'est pro-

***

(1) *Opera omnia*, tom. 3, cap. 11, pag. 97, et cap. 31, pag. 155.

(2) *De Morb. convuls.*, cap. 1, pag. 8.

pagée par la génération. L'auteur attribue à une
faiblesse originelle de la fibre nerveuse, à une
trop forte cohésion de ses mollécules, la facilité
avec laquelle sont produits les mouvemens désordonnés qui constituent les spasmes; et il ajoute
que si cette disposition innée et héréditaire existe,
alors les causes déterminantes les plus légères produisent des désordres tels, qu'on n'en voit jamais de
semblables chez les sujets différemment constitués,
même sous l'influence de causes bien plus violentes. « *Quòd si nativa ac hœreditaria præstò fuerit
dispositio, tunc accedentes causæ occasionales vel le-
vissimæ, tantos excitare valent tumultus quantos in
aliis sanis ac robustis subjectis ne quidem gravissimæ
progenerare possunt* » (1).

With range parmi les causes prédisposantes des
maladies nerveuses, une délicatesse et une sensibilité trop grandes de tout le système nerveux,
et il reconnaît que ces dispositions peuvent être
*naturelles, c'est-à-dire, un vice originel dans la cons-
titution*, ou bien produites par des maladies. Ce
passage peut bien, selon nous, se rapporter à l'hérédité, sur laquelle d'ailleurs l'auteur ne s'exprime
pas formellement (2).

---

(1) *Opera omnia*, cap. 3, pag. 35 et 36.

(2) *Les Vapeurs et Maladies nerveuses*, trad. par Lebègue
de Presle, tom. 1, pag. 377.

Dans l'extrait des principaux ouvrages sur la nature et les causes des maladies nerveuses, ajouté par le traducteur au traité de With, on trouve le document suivant, emprunté à Georges Cheyne : «.... Le quatrième genre de causes est la » faiblesse naturelle ou acquise ainsi que la dimi- » nution du ton et de l'éslasticité, venue soit de la » structure ou formation naturelle ou accidentelle » de ces fibres nerveuses et des autres organes » du corps. Tel est le cas de ceux qui sont nés de » parens faibles, vieux, ou qui ont beaucoup souf- » fert de la goutte, du scorbut, de la lèpre, des » maladies vénériennes ou nerveuses » (1).

Selon Raulin, les maladies ou incommodités héréditaires, sont les causes éloignées les plus manifestes des affections vaporeuses. « Un père » hypocondriaque, dit-il, dont les viscères obs- » trués auront depuis long-temps troublé les di- » gestions, interrompu les sécrétions, dépravé » les récrémens, etc.; ce père, dont le genre ner- » veux et le suc qui en entretient la souplesse, qui » en facilite les fonctions, auront sensiblement dé- » généré, pourra-t-il avoir des enfans qui ne par- » ticipent pas aux mêmes vices? Comment la nature » les garantirait-elle des effets du principe qui les » a formés?

(1) *Ibid.*, tom. 2, pag. 498.

» Une mère dont les infirmités auront succédé à
» une jeunesse passée dans l'oisiveté, à une façon
» de vivre plus propre à satisfaire le goût, à exci-
» ter et nourrir les passions, qu'à former des mem-
» bres et des viscères capables de fournir aux
» fonctions de la nature, pourrait-elle nourrir dans
» son sein un enfant bien conditionné ?

» Les femmes qui depuis leur jeunesse ont été
» sujettes aux vapeurs, sont pleines d'obstruc-
» tions; elles digèrent mal, leur suc nerveux a
» dégénéré sensiblement, le concours des prin-
» cipes des liquides ne se soutient pas, leurs nerfs
» sont d'une sensibilité et d'une délicatesse qu'on ne
» peut pas exprimer; tout les agace, tout les irrite
» et les met en désordre.... Si les femmes conçoi-
» vent dans cet état, leurs enfans participeront
» infailliblement à la qualité des substances qui leur
» ont donné l'être; ils seront sujets aux mêmes
» incommodités ou à d'autres qui tiendront tou-
» jours de la nature de celles de leurs parens » (1).

Pomme, après avoir développé ses idées sur la
sécheresse et le racornissement de la fibre nerveuse, et indiqué les causes éloignées des affections vaporeuses, s'exprime ainsi :

» Qu'on cesse, après cela, d'être surpris si ces
» maladies sont devenues si communes. Le genre

---

(1) *Traité des Affect. vap. du sexe*, pag. 46 et 47.

» de vie des hommes qui leur a donné naissance;
» les a rendues héréditaires. Des parens valétudi-
» naires engendreront-ils des enfans robustes? S'ils
» le paraissent quelque temps, c'est que la nature
» a fait tous ses efforts; mais elle a épuisé ses for-
» ces; aussi les voit-on bientôt attaqués des mêmes
» maladies que leur père, et affligés des mêmes
» infirmités dont le principe a germé pendant leur
» jeunesse, avec ce désavantage, qu'il a pris de
» nouvelles forces en ne se développant que plus
» tard.

» Un père et une mère hypocondriaques, dont
» le fluide nerveux aura dégénéré, pourront-ils
» avoir des enfans qui ne participent point aux
» mêmes vices? » (1)

Tissot, qui attribue à un vice humoral, à un défaut d'élaboration du sang, la transmission des
maladies en général, s'exprime ainsi au sujet de
l'hérédité des maladies nerveuses. « Il y a peu de
» parties qui ne soient faibles dans certaines fa-
» milles, et il est aisé de comprendre que la fai-
» blesse du système nerveux doit être aussi
» héréditaire que celle d'aucun autre. » (2).

Il est bon de remarquer que quoique le méde-

(1) *Traité des Affect. vap. des deux sexes*, tom. 1, 6.ᵉ édit.,
pag. 12 et 13.

(2) *Traité des Nerfs et de leurs maladies*, tom. 2,
pag. 8.

cin de Lausanne parle ici de la faiblesse comme
cause éloignée des maladies nerveuses, il insiste
dans d'autres passages de ses écrits sur le rôle important que joue, dans leur manifestation, l'accroissement de la sensibilité physique et morale.

Georget explique le peu de développement des
facultés intellectuelles chez les habitans des régions
équatoriales, par la transmission héréditaire des
dispositions organiques. « Cette transmission héré-
» ditaire, dit-il, est si manifeste, qu'il n'est personne
» qui voulût la nier. On l'observe journellement
» pour la conformation extérieure, le caractère,
» les mœurs, l'intelligence, par conséquent pour le
» cerveau ». Après avoir rapporté les expériences
faites par le docteur Dannecy, sur des lapins, des
pigeons, des souris, et dont les curieux résultats
prouvent incontestablement que les dispositions
organiques se transmettent par voie d'hérédité,
le même auteur ajoute : « La pathologie nous
» fournirait de nombreux exemples de transmis-
» sion des maladies du cerveau des ascendans
» aux descendans : aucun organe n'est certaine-
» ment autant que lui susceptible d'affections hé-
» réditaires » (1).

Au premier abord, les opinions qui viennent
d'être résumées semblent étrangères aux démons-

(1) *Physiologie du système nerveux*, tom. 1, pag. 217.

trations qui doivent faire l'objet de ce travail, puisqu'il n'y est pas fait mention de la surexcitation nerveuse, ni de la constitution organique dont elle est la manifestation. Mais que l'on veuille bien mettre de côté les interprétations à l'aide desquelles les auteurs anciens cherchaient à se rendre compte des actes physiologiques aussi bien que des phénomènes morbides, et alors il restera au moins un fait incontestable, savoir, que certaines maladies nerveuses trouvent les premières conditions de leur développement dans une manière d'être particulière de l'économie, manière d'être susceptible de se transmettre, et qui se transmet réellement des parens aux enfans. Faisons abstraction des théories humorales ou mécaniques, et alors ce qui dépendait autrefois d'un vice du sang, de la dépravation des sucs nerveux, de l'épaississement ou de l'acrimonie des fluides, d'obstructions viscérales, d'une laxité ou d'une cohésion trop forte dans les mollécules de la pulpe cérébrale, etc., etc., sera uniquement aujourd'hui le résultat de la surexcitabilité dont se trouve doué l'appareil de l'innervation.

Il serait facile d'emprunter à la pathologie un plus grand nombre de preuves à l'appui de l'influence qu'il s'agissait de déterminer ici; mais il faudrait pour cela anticiper sur les développemens qui doivent faire le sujet du chapitre suivant. En

effet, les désordres nerveux susceptibles d'être
rattachés à quelqu'une des formes de la surexcitation que nous allons bientôt passer en revue,
bien que produits par des causes déterminantes
évidentes, sont néanmoins inséparables de la modalité organique, sans laquelle ces causes déterminantes resteraient le plus souvent sans résultat.
Il est évident dès-lors que les faits sur lesquels
s'appuieront nos considérations ultérieures, constitueront autant de preuves particulières destinées
à donner successivement plus de valeur aux considérations générales qui viennent d'être exposées,
et que nous allons maintenant résumer, pour
qu'elles soient plus facilement applicables au sujet
de nos études.

RÉSUMÉ ET CONCLUSIONS.

I. L'hérédité exerce sur la production de la
surexcitabilité nerveuse une influence dont la réalité se trouve démontrée, en thèse générale, par
les preuves déduites de l'analogie, aussi bien que
par celles que fournit l'observation directe.

II. Les deux formes de cette modalité organique, dépendantes d'une activité défectueuse ou prédominante de l'appareil innervateur (hyponévrique,
hypernévrique), semblent être, surtout cette dernière, plus particulièrement et plus fréquemment

produites par l'hérédité, que celles qui tiennent au défaut ou à la surabondance des principes actifs du sang artériel (hypohémique, hyperhémique). Celles-ci néanmoins n'existent pas toujours en dehors de l'influence héréditaire.

III. La surexcitabilité nerveuse, considérée comme la prédisposition générale à une série d'affections morbides qu'il faut rattacher à un type unique, à la surexcitation, peut cependant exister pendant plus ou moins long-temps, sans que l'on voie se manifester quelqu'une de ces affections, dont elle favorise seulement le développement dans des circonstances données; mais dans cet état de simple prédisposition, elle n'en est pas moins susceptible de se transmettre héréditairement. D'un autre côté, comme sans la surexcitabilité nerveuse les causes déterminantes des troubles de l'innervation resteraient le plus souvent sans effet, on est en droit d'établir que l'influence de l'hérédité, une fois reconnue pour cette modalité organique, il faut la reconnaître aussi pour les phénomènes de surexcitation qui en sont une manifestation immédiate.

IV. Les faits qui démontrent de la manière la plus évidente l'influence de l'hérédité sur la production de la surexcitabilité nerveuse existant seule ou avec quelqu'une des affections morbides dont elle constitue la prédisposition, sont ceux qui en constatent la transmission du père ou de la mère aux enfans, ou de l'un des aïeux aux petits-enfans. Les faits qui tendraient à établir que cette transmission a pu se faire des bisaïeux aux arrière-petits-fils, sont au moins contestables, et ceux qui n'ont pour élémens que des constatations sur des parens en ligne collatérale, ne peuvent avoir aucune signification.

V. Diverses influences débilitantes auxquelles la mère peut être soumise pendant sa grossesse, de même que certaines impressions morales momentanées ou habituelles, doivent nécessairement aller retentir sur le fœtus. Les conséquences de ce retentissement sont des conditions organiques en vertu desquelles le nouvel être sera, dans la suite, plus apte à ressentir les effets des causes déterminantes de surexcitation ; et comme ces conditions ont, à quelques nuances près, la plus grande analogie avec celles qui résultent de l'hérédité proprement dite, il convient de les comprendre dans une même catégorie étiologique.

VI. Il doit être bien difficile, dans certains cas, de distinguer la surexcitabilité acquise accidentellement, de celle qui résulte uniquement de l'hérédité. Cependant la fréquence même de cette disposition peut, jusqu'à un certain point, être considérée comme un fait général à l'appui de l'influence héréditaire ; et puis, l'existence bien constatée de la surexcitabilité nerveuse en dehors des circonstances qui ont pour effet de la développer insensiblement, démontre de la manière la plus irrécusable son origine et son mode de transmission, alors surtout qu'on l'observe sur plusieurs individus issus des mêmes parens.

VII. Bien que les propositions précédentes soient l'expression des développemens généraux exposés dans ce chapitre, il ne faut pas oublier qu'elles recevront de nouveaux élémens de confirmation de la part de chacun des faits sur lesquels s'appuieront les considérations qui vont faire le sujet du chapitre suivant.

CHAPITRE IV.

DE L'INFLUENCE DE L'HÉRÉDITÉ SUR LES MALADIES QUI RÉSULTENT DE LA SUREXCITATION NERVEUSE.

Parmi les maladies qui résultent de la surexcitation nerveuse, les unes en sont une conséquence
immédiate, ou, pour mieux dire, sont constituées
par cette surexcitation elle-même, qui se produit
comme leur principale expression symptomatique;
les autres en sont une conséquence plus ou moins
éloignée. L'influence de l'hérédité ne se fait pas
seulement remarquer pour la production de ces
maladies; elle rejaillit sur toutes les circonstances
de leur histoire, et c'est sous ce double point de
vue qu'elle doit être étudiée, ainsi que nous l'avons
déjà énoncé dans l'examen que nous avons fait de
la question proposée. Il suit de là que cette partie
de notre travail doit nécessairement être divisée en
trois sections principales.

Dans la première, nous étudierons l'influence de
l'hérédité sur la production des maladies qui sont
une conséquence immédiate de la surexcitation

nerveuse. Il est aisé de prévoir d'avance que
cette division devant comprendre les diverses formes sous lesquelles se présente la surexcitation
nerveuse, ainsi que les maladies qui se rattachent
à chacune d'elles, sera celle qui nécessitera le plus
de développemens, et, par suite, les subdivisions les plus nombreuses. Dans la seconde section,
nous essaierons de déterminer l'influence de l'hérédité sur la production des maladies ou des altérations organiques qui peuvent exister comme
conséquences plus ou moins éloignées de la surexcitation nerveuse. Dans la troisième, enfin, nous
étudierons l'hérédité sous le rapport de l'influence
qu'elle exerce sur l'époque du développement, sur
la marche, sur la durée, sur le diagnostic et sur le
pronostic des maladies qui auront été passées en
revue dans les deux sections précédentes.

SECTION PREMIÈRE.

Influence de l'hérédité sur la production des maladies qui sont
une dépendance immédiate de la surexcitation nerveuse.

Il convient de rappeler ici ce qui a été dit
ailleurs sur la possibilité de grouper systématique-
ment les diverses maladies qui résultent de la surexcitation nerveuse, d'après l'analogie qu'elles ont
entre elles sous le rapport de leurs manifestations

extérieures ou symptomatiques. C'est d'après cette donnée que nous admettrons :

1.º Une surexcitation névropathique générale ou protéiforme ;

2.º Une surexcitation spasmodique ;

3.º Une surexcitation convulsive ou excito-motrice ;

4.º Une surexcitation cérébrale ou intellectuelle ;

5.º Enfin, une surexcitation névralgique.

Loin de nous la pensée de considérer cette classification comme irréprochable. Ainsi, nous savons bien que la surexcitation spasmodique n'est souvent que le prélude, le premier degré de la surexcitation convulsive, et qu'aussi souvent peut-être, ces deux formes se trouvent réunies ensemble ; nous savons que la surexcitation des facultés mentales se complique fréquemment de spasmes et de convulsions ; nous n'ignorons pas, enfin, que certains états morbides résultant de la surexcitation nerveuse ne sont pas susceptibles d'être renfermés dans ce cadre ainsi circonscrit ; mais il n'en reste pas moins évident pour nous que cette coordination systématique est la seule capable d'éviter la confusion dans un sujet aussi complexe.

Ces diverses formes de la surexcitation nerveuse feront le sujet d'autant d'articles ; quant aux maladies qui doivent leur être rapportées, elles

seront examinées ensemble lorsqu'elles présenteront quelques points d'analogie qui permettront
cette réunion; dans le cas contraire, un paragraphe spécial sera consacré à chacune d'elles.

ARTICLE PREMIER.

Surexcitation névropathique générale ou protéiforme.

Cette forme de la surexcitation nerveuse mérite
bien d'être placée en première ligne, tant à cause
de sa fréquence, que pour les raisons qui résulte-
ront de l'appréciation de ses phénomènes. Il n'est
aucune cause physique ou morale qui ne puisse
donner lieu à son développement; on la voit néanmoins le plus souvent se manifester à la suite des
émotions pénibles ou agréables, des inquiétudes,
des contrariétés souvent légères, qui sont les compagnes inséparables de la vie sociale.

La surexcitation névropathique générale est plutôt caractérisée par la multiplicité et la variabilité
de ses symptômes, que par leur analogie appa-
rente ou par la prédominance d'un ou de plusieurs
d'entre eux.

État d'abattement ou de tristesse vague, bizarre-
ries dans le caractère, impatiences, antipathies,
tressaillemens involontaires, frayeurs sans motifs ou
pour les motifs les plus futiles, sentiment de constriction plus incommode que douloureux à la ré-

gion épigastrique, volutations intestinales, flatuosi-
tes , anxiétés précordiales, pandiculations, bouffées
de chaleur, anhélation, étouffemens, palpitations ou
syncopes momentanées; enfin, dans quelques cas,
effusion plus ou moins abondante de larmes, après
laquelle il est assez ordinaire que tout rentre dans
l'ordre : tels sont les principaux phénomènes qui,
avec leurs nuances multipliées, caractérisent cette
première forme de la surexcitation, et que l'on
voit se manifester tantôt isolément, tantôt d'une
manière successive.

Ainsi que ces mouvemens de l'ame nommés
affections, sentimens, actes instinctifs, avec lesquels
ils ont une frappante analogie, puisque, à tout
prendre, ils n'en sont que l'exagération; les phénomènes que nous venons d'énumérer ont leur
point de départ et leur siége primitif dans un ou
plusieurs organes de la vie de nutrition. Indices
certains d'un accroissement dans l'impressionnabilité nerveuse ganglionaire, ils répondent assez
exactement à ces divers états, connus dans le
monde sous le nom de vapeurs, de maux de nerfs,
de nerfs agacés, de mobilité nerveuse, etc., etc.
Comme ils se dissipent le plus ordinairement avec
la disparition ou l'affaiblissement des causes qui
les ont provoqués, il faut les considérer comme
constituant, non pas une véritable maladie, mais
plutôt une manière d'être intermédiaire entre l'exci-

tation physiologique et l'excitation morbide; ou bien encore, et il importe de ne pas l'oublier, comme le degré le plus avancé de la prédisposition aux autres formes de la surexcitation nerveuse.

Il est une variété de céphalalgie à laquelle sont sujettes les personnes nerveuses, irritables, et qui peut être aisément rapportée à la surexcitation nerveuse protéiforme. Les causes les plus légères suffisent pour l'occasioner, telles qu'une attention soutenue accordée à la lecture, une représentation théâtrale qui a fortement préoccupé l'esprit, l'action d'une vive lumière, celle de certaines odeurs, etc., etc. Cette céphalalgie se fixe particulièrement sur le front, où elle produit un sentiment douloureux de pesanteur et de constriction; elle disparaît, au reste assez rapidement, si les causes qui la produisent ne sont pas persistantes.

On voit assez souvent des désordres nerveux passagers pouvant être rattachés à la surexcitation névropathique, se manifester pendant la durée des maladies aiguës, et surtout des phlegmasies gastro-intestinales, qui, de toutes les affections morbides, sont les plus susceptibles de réagir vers le cerveau et de le surexciter sympathiquement. Indépendamment de cette particularité, l'on rencontre des individus chez lesquels une douleur légère, une fièvre modérée, provoquent l'insomnie, l'agitation, des vertiges, le délire. On en voit d'autres qui, cons-

tamment absorbés par l'idée de leurs maux, domi-
nés par des craintes sans fondement, se livrent au
découragement avec la plus grande facilité, et présentent une foule d'épiphénomènes anormaux qui
ne reconnaissent d'autre cause que la surexcitabilité nerveuse, et qui, masquant souvent la physionomie de la maladie principale, réclament toute
l'attention du praticien.

Lorsque l'on observe la surexcitation nerveuse
sous la forme que cet article a pour but de faire
connaître, il faut bien, sans doute, faire la part de
l'inaction, de la mollesse et même d'une sorte de
mode ou d'habitude, surtout chez les femmes du
grand monde, qui la présentent si souvent; mais
il est nécessaire de reconnaître aussi, que dans
maintes circonstances elle est uniquement la manifestation de la disposition héréditaire du système
nerveux, à laquelle elle se trouve intimement liée.
Les faits suivans, nous l'espérons, en fourniront la
preuve convaincante.

I.er Fait. — M. L***, ancien pharmacien, âgé de
soixante-dix ans, s'est toujours fait remarquer par
la bizarrerie de ses goûts et de ses manières. Il
est très-sensible à la douleur physique, et cette
sensibilité se dévoile chez lui par des spasmes,
des étouffemens, des syncopes, quelquefois même
par de légers mouvemens convulsifs. Il en est de

même de la seule idée de cette douleur; ainsi
M. L***, au seul aspect de l'instrument destiné à
lui inciser un furoncle, était pris chaque fois de
tremblemens involontaires qui faisaient ajourner
cette petite opération, et qui forcèrent même à y
renoncer. Nous avons pu nous convaincre dans
maintes circonstances, et notamment pendant une
maladie grave dont sa femme fut affectée en 1834,
que les souffrances morales produisent les mêmes
effets chez M. L***.

En 1832, époque à laquelle nos relations ont
commencé avec M. L***, il avait, depuis environ
quinze ans, une supension bien marquée à chaque
cinquième ou sixième pulsation du pouls. Il lui
arrivait souvent de nous faire constater cette particularité, et de nous demander, en plaisantant, ce
que nous penserions d'un malade qui la présenterait comme lui. Cette anomalie, qui s'était manifestée sans cause connue, qui existait aussi sans
dérangement de la santé et sans aucun signe appréciable de lésion organique, a disparu, en Mai
1836, à la suite d'une évacuation abondante par
l'anus, d'un sang noirâtre, demi-coagulé, et entièrement semblable à celui que l'on trouve après la
mort dans les gros troncs veineux : la quantité qui
en fut rendue dans une nuit pouvait être évaluée
au moins à six livres. M. L***, faible et abattu
à l'excès, était persuadé qu'un gros vaisseau s'était

rompu, et que sa fin était prochaine et inévitable.
Il n'en fut rien pourtant; au contraire, l'intermit-
tence du pouls, dont nous n'entreprendrons pas
d'expliquer le mécanisme, mais qui tenait, sans
aucun doute, à un état particulier de l'innervation,
n'a plus été remarquée depuis lors. Une chose bien
digne de remarque, c'est que, soit que la surexcitabilité nerveuse eût été diminuée par l'évacuation
sanguine dont il a été parlé, soit qu'elle se trouvât
émoussée par les progrès de l'âge, toujours est-il
qu'elle ne s'est pas manifestée par les mêmes phénomènes, lorsque, deux ans plus tard, M. L***
perdit sa femme, et que, sans être indifférent à
cette perte ainsi qu'à une foule de tracasseries qui
en furent les conséquences, il les supporta avec une
sorte de calme et de résignation.

Le père de M. L*** était doué d'une constitution
éminemment nerveuse; il s'emportait violemment
pour la cause la plus légère. Une de ses sœurs,
non mariée, a été et est encore sujette aux attaques de nerfs. Un de ses frères est le père de
la personne qui va faire le sujet de l'observation
suivante.

II.ᵉ Fait. — M. A. L***, neveu de M. L***, est
d'une constitution sèche, d'un caractère vif et emporté. Il sent vivement les souffrances physiques;
et les douleurs de dents, auxquelles il est très-

sujet, lui occasionent des mouvemens spasmodiques variés, qui ne sont souvent interrompus que
par la syncope. Bon et compatissant, il prend une
part très-active même aux maux des personnes
qui lui sont étrangères, et les affections morales ne
l'impressionnent pas moins fortement.

Lors de son séjour au collége, M. A. L*** a été
sujet, pendant plusieurs années, à un hoquet fati-
gant et prolongé qui se manifestait après les repas
ou après l'agitation de la récréation, et qui très-
fréquemment l'empêchait de vaquer à ses devoirs.

Les boissons alcooliques prises même avec modération produisent chez M. A. L*** une surexcitation remarquable. Il est d'abord bruyant à l'excès;
puis, sentant bientôt le besoin du repos, il se couche sur le premier endroit venu. Ses membres sont
roides, ou agités de mouvemens irréguliers; la peau
est presque insensible, la tête renversée en arrière; les yeux restent tantôt fermés, tantôt largement ouverts et fixes. M. L*** entend et voit ce
qui se passe autour de lui; mais il ne peut répondre
ou témoigner ses désirs que par des mouvemens
très-bornés de la tête ou par des cris inarticulés.
Cet état dure une demi-heure, quelquefois moins,
et cesse spontanément sans laisser la moindre trace
de l'agitation qui l'a précédé, non plus que de
l'abattement qui semblerait devoir le suivre.

Le père de M. A. L*** est d'un caractère tout

opposé à celui de son frère, et, malgré qu'il concentre ses impressions, elles ne réagissent pas moins
évidemment sur le système nerveux, dont la surexcitabilité se manifeste par des spasmes et des
syncopes.

IIIe Fait. — Mme *** a toujours été très-sensible et très-impressionnable. Bien jeune encore,
elle vit jouer Talma dans *Otello*, et quoique naturellement disposée à l'enjouement, elle conserva
pendant plusieurs mois une disposition mélancolique à laquelle venait se joindre un sentiment vague de frayeur. A peu près à la même époque de
sa vie, elle lut un roman de Mme de Staël (*Delphine*),
dont le héros meurt par le fusil; et la description
de ce supplice laissa sur elle une telle impression,
que, depuis, toutes les fois que l'idée s'en est présentée dans la conversation ou dans ses lectures,
elle a produit une émotion profonde, une sorte
d'effroi.

Au milieu du bonheur que la fortune, les joies
de la famille, les soins toujours tendres et empressés de son mari, assurent à Mme ***, sa susceptibilité nerveuse trouve assez fréquemment
l'occasion de se manifester. Sous l'influence de la
plus légère contrariété, du prétexte le plus futile,
et que le plus souvent elle n'oserait avouer, dit-
elle, elle éprouve un sentiment de constriction à

l'épigastre (1), des étouffemens, une pesanteur
inexprimable à la tête, des spasmes, des crispations, etc. Cette susceptibilité est surtout portéé au
plus haut degré pendant la durée des époques
mensuelles. Les causes physiques ou morales les
plus insignifiantes suffisent pour produire les effets
indiqués, et pour suspendre le plus souvent l'écoulement du flux périodique.

La mère de cette dame est d'une constitution délicate et nerveuse; elle a été sujette aux vapeurs;
elle éprouve encore assez fréquemment des douleurs névralgiques et des syncopes.

IV.ᵉ, V.ᵉ et VI.ᵉ Fait. — M.ᵐᵉ *** a deux de-
moiselles âgées l'une de dix ans, l'autre de cinq
ans, et un garçon âgé de huit ans. Chez ces trois
enfans les facultés intellectuelles ont été précoces,
et le développement qu'elles ont acquis pourrait
être préjudiciable sans l'excellente direction imprimée à leur instruction et à leur éducation morale.
Deux d'entre eux sentent vivement la douleur physique; tous les trois sont doués, en outre, des bonnes qualités du cœur, et possèdent une sensibilité
morale très-développée. Plusieurs fois leur mère a

---

(1) La dame qui fait le sujet de cette observation, est celle
dont il a été fait mention à l'occasion de la sensibilité épigastrique. (Voir pag. 13.)

dû interrompre une lecture qui provoquait chez
eux les manifestations non équivoques du plus profond attendrissement.

VII.ᵉ Fait. — M.ᵐᵉ ***, âgée de trente-quatre
ans, d'une stature moyenne, d'une constitution sèche
et nerveuse, est douée d'une sensibilité très-développée. Les peines morales déterminent chez elle
des angoisses et des spasmes. Elle a lu quelques
livres de médecine, et le moindre dérangement de
sa santé lui inspire les craintes les plus exagérées.
Il en est de même pour la santé de ses enfans ;
il est vrai qu'elle a eu le malheur d'en perdre deux
qui ont succombé à des affections convulsives ; mais
il en était à peu près ainsi avant ces événemens,
qui, d'ailleurs, ne motivent pas complétement ces
sollicitudes anticipées que font naître les motifs les
plus légers, et contre lesquelles échouent le plus
souvent tous les moyens de persuasion.

La mère de M.ᵐᵉ *** était d'un tempérament
éminemment nerveux, et sujette au névralgies de
la tête. Les chagrins avaient fortement éprouvé sa
sensibilité, et contribué sans doute au développement d'une affection organique de l'utérus, à laquelle elle a succombé.

VIII.ᵉ Fait. — Le fils aîné de M.ᵐᵉ ***, âgé
de dix ans, est volontaire, vif et emporté. Une

contrariété légère donne lieu chez lui à des accès
de colère qui sont suivis d'étouffemens et de menaces de suffocation. Cet enfant n'a eu jusqu'ici
que la coqueluche, des accès de fièvre intermittente
et une scarlatine miliaire bénigne; dans ces divers
états maladifs il était constamment dans une agitation extrême, nullement en rapport avec leur peu
de gravité; assez habituellement il rêvassait aussitôt qu'il pouvait s'endormir; son sommeil était de
courte durée; il s'éveillait en sursaut; quelquefois
même il y avait du délire pendant l'état de veille.

Pour prouver que la surexcitabilité nerveuse du
jeune *** est bien due à l'influence de l'hérédité,
nous ajouterons que son père est d'une vivacité
et d'une irascibilité extrêmes. Nous n'avons jamais
vu les peines morales déterminer chez un homme
une douleur aussi profonde, aussi déchirante que
celle que lui causa la perte d'un de ses enfans, qui
faisait les délices de ses parens par sa pétulance
et sa perspicacité précoce. M. *** est, en outre,
proche parent, du côté paternel, d'une personne
qui nous fournira plus tard une observation. (Voir
XVII.e fait.)

IX.e Fait. — M. B***, prêtre, âgé de trente-
quatre ans, d'un tempérament lymphatique et nerveux, est doué d'une vive sensibilité morale qui,
mise en jeu par certaines circonstances fréquentes

dans l'exercice de son ministère, se manifeste par des anxiétés, des crispations, des souffrances vagues qui le rendent incapable de toute occupation sérieuse ; ou bien encore, par une altération des traits de la face qui dénote la plus profonde émotion et par un tremblement de tête qu'il lui est impossible de maîtriser. Il est assez ordinaire qu'une effusion de larmes vienne calmer cet état.

D'après les renseignemens fournis par M. B***, sa surexcitabilité nerveuse est bien évidemment le résultat de l'influence héréditaire. Son père, qui appartenait à une famille riche de la Provence, avait éprouvé des pertes et des malheurs à la suite desquels il était venu se fixer dans nos contrées. Un seul fait prouvera jusqu'à quel point se trouvait développée sa sensibilité. Il était âgé de cinquante-cinq ans, et hémiplégique depuis deux ans, lorsque son fils vint lui donner lecture d'une lettre écrite à ses parens, et qui lui retraçait de douloureux souvenirs : il fut pris immédiatement d'une nouvelle attaque d'apoplexie, à laquelle il succomba en peu d'instans.

M. B*** nous a assuré que jusqu'à l'époque où remonte sa mémoire, il a toujours vu les émotions pénibles produire chez son père un tremblement de tête analogue au sien. Des traditions authentiques lui ont appris, en outre, que tous ses parens du côté paternel étaient doués d'une extrême sensibilité. Un de ses oncles mourut subitement en chantant, aux offices de la Semaine sainte, une de ces lamentations dans lesquelles le prophète Jérémie dépeint d'une manière si touchante les malheurs et la ruine de Jérusalem.

La mère de M. B*** est d'une constitution sèche et nerveuse, d'un caractère vif et facilement irascible; elle est, de plus, sujette aux attaques de nerfs; et chez son frère il est aisé de reconnaître la prédominance du système nerveux, quoiqu'elle se trouve amoindrie par l'exercice d'une profession manuelle. Une de ses nièces, jeune personne de vingt ans, est sujette à de fréquentes attaques de nerfs.

X.ᵉ Fait. —M. L***, jeune prêtre, est doué d'une constitution dont la force ne fait pas présumer de prime-abord la prédominance du système nerveux. Son caractère est naturellement enjoué, son esprit vif et pénétrant, son imagination très-exaltée. Pendant son séjour au séminaire, il manifestait assez souvent, et toujours sous le plus léger prétexte, des craintes exagérées sur sa santé; plus tard aussi, il lui est arrivé maintes fois d'abandonner des occupations sérieuses, pour aller s'informer, avec la plus vive inquiétude, s'il n'avait pas la goutte, ou une pleurésie, ou une congestion cérébrale, et cela parce qu'il éprouvait quelques douleurs vagues aux pieds, à la poitrine ou à la tête. M. L*** n'a pourtant jamais lu d'ouvrages de médecine.

Dans les premiers temps que commencèrent nos rapports avec M. l'abbé L***, nous entendîmes de lui le récit des derniers momens d'un condamné appartenant à la classe éclairée de la société, et qu'il avait dû exhorter à la mort et accompagner au supplice. Son attitude, ses gestes vraiment dramatiques, l'animation de ses traits, la vivacité de son regard, captivaient l'attention d'une manière toute particulière, et inspiraient même une sorte de frayeur et d'étonnement. Nous avons su plus tard que lorsque les amis de M. L*** voulaient avoir une idée de son imagination exaltée, ils n'avaient qu'à le mettre insensiblement sur la voie; et il fallait que ces circonstances eussent laissé dans son esprit une bien profonde impression, car soudain il commençait sa narration et la poursuivait avec l'entraînement et l'enthousiasme dont nous avions été témoin.

En 1836, M. L*** faillit être atteint par la foudre, qui sillonna l'église dans laquelle il se trouvait alors. Toutes les fois qu'on lui a rappelé dans la suite l'accident auquel il avait échappé, sa figure pâlissait, et ses traits, fortement crispés, exprimaient la frayeur qu'il éprouva d'abord.

Dans le mois de Mai 1838, M. L*** revenait, avec trois personnes, d'une commune voisine; la voiture qui les portait, entraînée par un cheval qu'on ne put retenir, fut renversée dans un ravin. M. L***, après sa chute, conserva juste assez de sang froid pour donner l'absolution *in articulo mortis* à ses compagnons de voyage; il se traîna ensuite, plus mort que vif, vers le village qu'il venait de quitter, dans la persuasion qu'il avait laissé trois cadavres sur le lieu de l'accident, convaincu aussi que tout secours humain lui était inutile, et qu'il n'avait plus qu'à mourir après s'être réconcilié avec Dieu. La frayeur autant que les contusions qu'il avait reçues mirent M. L*** dans un état alarmant; il put pourtant rentrer chez lui au bout de quelques jours; mais il conserva pendant sa convalescence une susceptibilité extrême : les impressions les plus ordinaires le surexcitaient; il avait des inquiétudes, des souffrances vagues, des crispations, des éructations fréquentes; il s'irritait du genre de ses souffrances : « C'est une chose unique, s'écriait- » il, qu'un homme puisse être nerveux comme » une femme : .... mon père me le disait bien, que » j'étais comme lui ».

Cette circonstance nous mit sur la voie de demander quelques renseignemens à M. L***; il nous apprit que son père et sa mère étaient d'une sensibilité et d'une susceptibilité nerveuses très-prononcées, et que l'un et l'autre étaient morts apoplectiques à un âge avancé.

Des individus qui nous ont fourni les faits précédens, M. L*** (I.er fait) est le seul qui, n'ayant jamais présenté des phénomènes de surexcitation plus prononcés que ceux qui ont été signalés chez lui, est arrivé à un âge qui semble le mettre à l'abri de leur reproduction. Parmi les neuf individus restans, il en est quatre (II.e, III.e, VII.e et IX.e fait) qui nous offriront des exemples de surexcitation manifestée sous la forme névralgique. Les sujets du IV.e, du V.e, du VI.e et du VIII.e fait, ne font qu'entrer dans la vie, et n'ont pas encore été soumis à cette série d'épreuves qui pourront bien dans la suite mettre en jeu d'une manière plus évidente la surexcitabilité dont ils ont hérité de leurs parens. Enfin, dans le X.e fait nous avons remarqué une sensibilité si développée, une imagination si exaltée, qu'il est bien permis de penser que la prédisposition qu'elles dénotent pourra se réaliser plus tard sous une forme maladive dont il est aisé de prévoir la nature, et que même cette réalisation aurait déjà eu lieu si M. L*** eût continué à vivre dans la retraite, et se fût exclusivement consacré à la méditation ou à des occupations toujours identiques (1).

(1) M. l'abbé L***, qui depuis long-temps se croyait appelé à entrer dans une corporation religieuse, n'a pu, par suite de sa mobilité morale et des craintes incessantes que lui inspire sa santé, se plier pendant plus de quinze jours aux épreuves du

Ces faits et les développemens dont ils ont été
suivis viennent confirmer ce que nous avons avancé
ailleurs, savoir, que la surexcitation nerveuse, circonscrite dans les limites qui lui ont été assignées
jusqu'ici, peut rester telle pendant toute la durée
de l'existence; qu'elle est transmissible par voie
de descendance, bien qu'elle n'ait pas affecté une
forme maladive proprement dite; qu'enfin elle doit
être considérée comme le degré le plus avancé
de la prédisposition aux autres formes qu'il nous
reste à passer en revue, et qui constituent de
véritables affections morbides. Ajoutons à l'appui
de cette dernière assertion, que nous retrouve-
rions en effet la surexcitation nerveuse générale
plus ou moins prononcée chez la plupart des sujets
de nos observations ultérieures.

ARTICLE DEUXIÈME.

Surexcitation spasmodique.

Les affections spasmodiques ont été confondues
par tous les nosologistes anciens, avec les affections convulsives, et principalement avec les con-

noviciat. Aujourd'hui il est placé dans une paroisse villageoise,
où les occupations variées, les exercices corporels, le commerce
de l'amitié, les distractions sociales, tempèrent les dispositions
dont il est doué, et les empêchent en quelque sorte de faire ex-
plosion. Nous avons la satisfaction de penser que nos conseils
n'ont pas été étrangers à l'adoption de ce genre de vie.

vulsions permanentes ou *toniques*, comme nous aurons occasion de le mentionner plus tard. C'est seulement au commencement de ce siècle que, par une distinction qui mérite d'être conservée, on a particulièrement désigné sous le nom de *spasmes*, les mouvemens anormaux résultant d'un trouble quelconque de la contractilité organique, tandis que celui de *convulsions* a été spécialement affecté à la perversion des mouvemens soumis à l'influence de la volonté.

Malgré qu'il soit bien démontré que l'exagération ou la perversion de la contractilité organique forme le caractère essentiel et générique des spasmes, on observe cependant bon nombre d'affections réputées spasmodiques dans lesquelles l'appréciation des mouvemens désordonnés qui devraient les constituer est tout-à-fait impossible; aussi nous semble-t-il plus philosophique de considérer les spasmes, avec MM. Trousseau et Pidoux, comme des troubles primitifs de l'innervation, bornés à l'éréthisme, à la mobilité et à l'altération fonctionnelles d'un ou de plusieurs des viscères affectés à la vie de nutrition et de reproduction (1).

D'après cette manière de voir, il demeure évi-

(1) *Traité de Thérap. et de Mat. méd.*, tom. 1, pag. 92, 1.re édit.

dent que la plupart des phénomènes de surexcitation signalés dans le précédent article, sont des phénomènes spasmodiques ; et, dès-lors, pourra-t-on demander, pourquoi ne leur avoir pas donné cette qualification; pourquoi, au lieu de les comprendre dans une seule et même catégorie, en avoir fait l'objet d'un examen particulier ?

Les phénomènes de la surexcitation spasmodique, considérés d'une manière générale, ont le même siége et sont de la même nature que la plupart de ceux qui ont été assignés à la surexcitation névropathique : ainsi que ces derniers, on les observe fréquemment dans d'autres formes de surexcitation, surtout dans leur période initiale, comme cela a lieu dans la forme convulsive, par exemple ; ils peuvent enfin se montrer également comme épiphénomènes ou complication pendant la durée d'autres affections; et voilà des points d'analogie qu'il est impossible de méconnaître. Mais parmi ces phénomènes il en est qui, dans des circonstances données, constituent à eux seuls de véritables états maladifs, et c'est là une différence qui réclame pour eux une mention spéciale. En effet, on n'aura pas, sans doute, perdu de vue qu'un des caractères de la surexcitation précédemment signalée, c'est d'être passagère, de se montrer, en quelque sorte, compatible avec l'état de santé, et de constituer uniquement l'expression la plus mani-

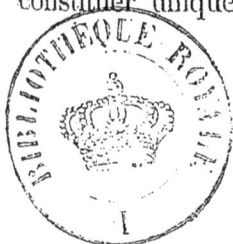

7.

feste de la prédisposition aux autres formes de la surexcitation nerveuse. Nous pouvons dès à présent faire une nouvelle application de cette vérité pathologique; car si nous supposons quelques degrés de plus d'intensité ou de persistance aux anhélations, aux étouffemens, aux palpitations, aux anxiétés précordiales, aux volutations intestinales et aux flatuosités, nous aurons précisément les troubles de l'innervation respiratoire, circulatoire et digestive, qui sont les seuls que nous nous proposons d'étudier dans cet article. Quant aux affections spasmodiques des organes de la reproduction, nous n'aurions peut-être à signaler ici que l'hystérie; mais puisqu'il a été admis en principe que les spasmes précédaient souvent les convulsions, et que l'hystérie proprement dite appartient évidemment à la surexcitation convulsive, nous avons cru devoir renvoyer à l'article suivant les considérations relatives à cette affection.

§ I. — Affections spasmodiques des organes de la respiration et de la circulation. (*Asthme, angine de poitrine, palpitations nerveuses.*)

Existe-t-il un asthme que l'on puisse nommer nerveux ou essentiel? Ce n'est pas ici le lieu d'examiner et de discuter les opinions opposées émises à ce sujet; disons seulement que les auteurs qui ont constamment rattaché cette affection à une altération organique quelconque, nous paraissent n'avoir envisagé la question que par une de ses faces, puisque leurs investigations n'ont pu porter que sur des sujets asthmatiques depuis un temps plus ou moins long, et qu'alors les lésions matérielles dont il a été d'ailleurs impossible de constater rigoureusement la présence dès le début de la maladie, pouvaient bien n'en être que la conséquence, au lieu d'avoir contribué à sa manifestation et à sa persistance.

Une circonstance qui milite puissamment en faveur de l'existence de l'asthme essentiel, c'est que l'opinion qui l'admet compte, soit parmi les anciens, soit parmi les modernes et les contemporains, un bien plus grand nombre de partisans que celle qui la rejette. Il suffit d'ailleurs d'apprécier quelques circonstances de l'histoire de cette affection, pour se convaincre qu'elle peut se montrer indépendamment de toute altération de texture.

On voit quelquefois des impressions morales de diverse nature déterminer des accès d'asthme chez des sujets qui n'en avaient jamais éprouvé, ou provoquer leur retour chez ceux qui en avaient déjà été atteints. Le froid, l'humidité, et surtout l'état électrique de l'atmosphère; certaines odeurs agréables ou désagréables, des vapeurs plus ou moins irritantes accidentellement répandues dans l'air produisent des résultats analogues. Cullen, qui place le siége de l'asthme dans le système nerveux

et le fait dépendre de la mobilité des fibres motrices du poumon, range les passions de l'ame
parmi les causes de cette maladie. « J'ai vu, ajoute
» Bosquillon, des personnes extrêmement sensi-
» bles, chez lesquelles une mauvaise nouvelle pro-
» duisait un véritable accès d'asthme, quoiqu'elles
» ne fussent pas d'ailleurs sujettes à cette mala-
» die (1) ». M. Jolly rapporte, d'après Corvisart,
le cas d'un jeune officier jouissant d'une santé
parfaite, qui, ayant éprouvé une vive impression
morale en voyant les étrangers occuper la capitale
en 1814, fut saisi d'un violent accès d'asthme. La
maladie reparut un an plus tard, à la suite de nouveaux chagrins (2). Broussais dit avoir vu des malades que la gêne de la respiration mettait à même
de prédire les orages avant que rien n'en indiquât
l'approche (3). Floyer, cité par Bosquillon, rapporte
qu'une dame faible et délicate éprouvait un accès
d'asthme par l'effet de l'odeur la plus fugitive. Il
est constant que ces diverses influences ne peuvent agir que sur l'innervation pulmonaire, soit directement, soit d'une manière secondaire, par l'intermédiaire de la muqueuse bronchique, dont elles
ont accru l'impressionnabilité.

(1) *Élém. de Méd. prat. de Cullen*, trad. et annot. par
Bosquillon, tom 2, pag. 382.
(2) *Dict. de Méd. et de Chir. prat.*, art. Asthme.
(3) *Cours de Path.*, tom. 5, pag. 106.

La marche intermittente de l'asthme, le retour
inattendu de ses accès et leur disparition souvent
subite, sa coexistence avec d'autres maladies nerveuses qu'il n'est pas rare de voir alterner avec
lui, lui succéder et le remplacer, la nature des
souffrances éprouvées par les malades, voilà des
circonstances qui prouvent, comme les précédentes, que cette affection doit, dans certains cas,
être classée parmi les névroses.

Les auteurs qui se sont occupés de l'histoire de
l'asthme, ont placé l'hérédité au nombre de ses
causes prédisposantes; mais ils n'ont guère envisagé que sous un seul point de vue cette influence
étiologique; c'est-à-dire que les sujets dont ils ont
rapporté les observations, avaient reçu le jour de
parens asthmatiques : c'est dans ce cas qu'il faut ranger les faits cités par Alibert (1) et par Floyer (2).
Nos recherches ne nous ont guère fourni qu'une
seule opinion nettement formulée, qui se rattache
à l'hérédité de certaines conditions organiques considérées comme prédisposition à l'affection asthmati-
que; on la trouve dans un travail fort remarquable
couronné en 1835 par la Société royale de Médecine de Toulouse. Son auteur, M. Lefèvre, dit que
l'irritabilité extrême des bronches étant susceptible

(1) *Nosol. nat.*, liv. 1, pag. 243.
(2) *Traité de l'Asthme*, pag. 23.

de se transmettre par la génération, peut rendre
compte des asthmes dits héréditaires (1). Il est bon
de faire remarquer ici que M. Lefèvre admet que
la contraction spasmodique des bronches qui constitue l'asthme, peut être occasionée par toutes les
causes qui agissent directement ou sympathiquement sur la membrane muqueuse pulmonaire ;
mais il admet aussi que, dans cette membrane
comme dans tous les tissus de l'économie, la puissance nerveuse et le sang s'influençant réciproquement, l'élément nerveux se trouve comme toujours
impressionné le premier par les agens extérieurs.

Le tempérament nerveux a été regardé par
quelques auteurs comme prédisposant à l'asthme,
et c'est à tort, selon nous, que d'autres auteurs ont
rejeté cette prédisposition, par la seule raison que
les femmes présentant plus fréquemment que les
hommes les attributs de la constitution dite nerveuse, sont cependant moins sujettes à cette maladie. Il est plus que probable d'abord que l'asthme
symptomatique a été plus d'une fois confondu avec
l'asthme idiopathique; et puis, si l'affection asthma-
tique en général s'observe moins fréquemment chez
les femmes que chez les hommes, l'asthme nerveux affecte assez souvent les enfans depuis l'âge

(1) *Recherches médicales sur la nature et le traitement
de la maladie connue sous le nom d'asthme.* (*Journal heb-
domadaire*, année 1835, tom. 3; pag. 149.)

de cinq à douze ans; circonstance qui ne paraît
pas avoir été suffisamment prise en considération
dans les appréciations qui ont été faites au sujet
de la cause prédisposante dont il s'agit.

Les influences physiques ou morales qui ont pour
effet de déterminer l'asthme, ne le produisant pas
constamment et chez tous les sujets, il est incontestable qu'elles n'agissent qu'en raison d'une prédisposition préexistante. « La causalité de cette
» affection, dit Broussais, se résume en disant,
» que ce qui peut occasioner la dyspnée chez le
» commun des hommes, peut, chez certains in-
» dividus prédisposés, déterminer des attaques
» d'asthme. Mais quelle est cette prédisposition?
» La réponse n'est pas facile». Il y a peut-être de
la témérité à énoncer notre opinion après celle
d'un si célèbre écrivain ; nous devons dire cependant que, pour nous, cette prédisposition n'est autre chose que la prédisposition générale aux troubles de l'innervation, que la surexcitabilité nerveuse,
en d'autres termes, que nous savons susceptible
d'affecter isolément telle ou telle autre partie de
l'appareil nerveux, et qui, dans l'espèce, se trouve
vicieusement concentrée sur les nerfs phréniques
ou pneumo-gastriques. Le fait suivant peut être cité
à l'appui de notre manière de voir.

XI.ᵉ *Fait.* — Nous avons eu pendant plusieurs

années à notre service une jeune fille de vingt-deux ans, d'une complexion délicate, habituellement mal réglée, très-impressionnable, et chez laquelle la moindre contrariété, une admonestation faite même avec modération déterminait souvent des attaques d'asthme dont l'intensité variait, mais qui, dans trois ou quatre circonstances, ont été portées au point de nécessiter des médications énergiques pour prévenir une asphyxie imminente. Nous avons été témoin de ces accès au moins quarante fois dans l'espace de trois ans. Une circonstance qui démontre bien qu'il s'agissait ici d'un asthme idiopathique, et non d'une suffocation hystérique, c'est qu'après la cessation des attaques, la malade accusait pendant plusieurs jours un sentiment de constriction à la région sternale, et conservait tantôt une toux sèche ou rauque, mais sans expectoration aucune, tantôt une aphonie qui souvent se joignait à la toux nerveuse. Ces phénomènes isolés ou réunis étaient pour ainsi dire habituels, et n'interrompaient pas le retour des accès, que l'humidité, l'état électrique de l'atmosphère ou l'inspiration de vapeurs irritantes semblaient ramener quelquefois, mais qui le plus souvent reconnaissaient des contrariétés morales pour cause déterminante. Les fonctions assimilatrices devaient nécessairement être viciées par la répétition fréquente de ces accidens; aussi la malade était-elle dans un état d'amaigris-

sement qui inspirait des inquiétudes sur l'état de
sa poitrine ; cependant l'auscultation, pratiquée avec
soin et à plusieurs reprises, ne nous fournit jamais
que des signes complétement négatifs.

Le père et surtout la mère de cette fille n'ont
jamais éprouvé de maladie nerveuse ; mais ils sont
doués l'un et l'autre d'une sensibilité que l'on observe rarement dans la classe ouvrière, à laquelle
ils appartiennent, et qui dénote évidemment la
prédominance du système nerveux. La même remarque peut être faite chez un frère de la malade.

Willis cite longuement une observation d'affection spasmodique, qui sous plus d'un rapport semble se rapprocher de l'asthme essentiel. Lorsque
les spasmes généraux et continuels, si ce n'est
pendant le sommeil, se calmaient un peu par suite
d'un violent effort musculaire, on les voyait se
manifester sur *les muscles du thorax*, des yeux, de
la bouche, de l'arrière-bouche. La *respiration devenait alors difficile, entrecoupée, etc*. La jeune personne qui fait le sujet de cette observation était née
d'un père valétudinaire et très-sujet à de graves
affections du système nerveux ; après des alterna-
tives de mieux et de plus mal, elle succomba à la
phthisie pulmonaire (1).

La plupart des considérations qui viennent d'être

(1) *Loco cit.*, cap. 9, pag. 88.

exposées au sujet de l'asthme, sont applicables à
l'angine de poitrine, maladie dont la nature est
encore incomplétement connue, mais que l'on considère généralement, en France du moins, comme
une affection spasmodique ou névralgique. Il est
bien vrai que cette maladie, caractérisée par une
constriction pénible accompagnée de suffocation et
d'une douleur vive s'irradiant du sternum vers le
cœur et le membre supérieur gauche, se manifeste
par accès qui se reproduisent à des intervalles éloignés, se déclarent brusquement, cessent de la
même manière, et reconnaissent souvent pour causes déterminantes, des inquiétudes ou des impressions morales.

A défaut de faits particuliers qui puissent nous
servir à déterminer l'influence de l'hérédité sur la
production de cette maladie, nous devons dire que
si elle est réellement de nature spasmodique ou
névralgique, comme tout porte à l'admettre, la surexcitabilité nerveuse peut être considérée comme
une de ses causes éloignées, et en rappelant les
considérations et les preuves générales qui ont été
émises quand nous avons étudié l'influence de l'hérédité sur la manifestation de cette modalité organique, nous aurons démontré, autant qu'il était en
notre pouvoir de le faire, que l'existence de l'angine de poitrine peut également reconnaître la
même circonstance étiologique.

Les palpitations dites nerveuses s'observent souvent chez les sujets anémiques : elles se trouvent alors liées à une forme de surexcitabilité qui, ainsi que nous l'avons indiqué en son lieu, est plus fréquemment accidentelle qu'héréditaire. En effet, bien que ces sortes de palpitations puissent dans certains cas reconnaître l'hérédité pour cause éloignée, toutes celles que nous avons observées dans notre pratique dépendaient de la surexcitabilité hypohémique accidentellement acquise, tandis que le fait suivant nous offre un exemple de palpitations liées à la surexcitabilité hypernévrique héréditaire; c'est ainsi qu'à l'occasion de cette affection nous pouvons faire l'application du principe général précédemment posé.

XII.ᵉ Fait. — M.ᵐᵉ X***, âgée de trente-quatre ans, d'un tempérament lymphatique nerveux, habituellement bien menstruée, douée d'une sensibilité qui la rend très-accessible aux impressions morales pénibles qu'elle concentre assez ordinairement en elle-même, est sujette depuis plusieurs années à des palpitations que la cause morale la plus légère suffit souvent pour développer.

Au commencement de 1839, à la suite de chagrins occasionés par une perte cruelle, un sentiment de constriction douloureuse à la région précordiale et vers l'angle inférieur de l'omoplate gauche, vint se joindre aux palpitations. Tous les deux ou trois jours, quelquefois même plus souvent, cette souffrance, qui était habituellement supportable, devenait tout-à-coup plus violente, et s'accompagnait de battemens tumultueux du cœur, d'étouffemens, d'une coloration violacée de la face, avec pâleur des lèvres. L'analyse de ces phénomènes, aidée de la connaissance des dispositions maladives de Mme X*** et des données négatives fournies par l'auscultation, suffisait bien pour faire établir qu'il s'agissait d'une altération purement fonctionnelle produite par un accroissement de l'innervation cardiaque, et qu'il importait de la faire cesser en ayant recours à tous les moyens capables de décentraliser les mouvemens vitaux. Nous aurons occasion de mentionner ces moyens, en revenant plus tard sur quelques circonstances de ce fait; qu'il nous suffise de dire maintenant qu'ils eurent le résultat qu'on était fondé à espérer, et que depuis plus de trois ans Mme X***, qui est toujours sujette aux palpitations, n'a pourtant pas éprouvé les dérangemens qui viennent d'être signalés, et qui étaient bien de nature à inspirer des craintes pour l'avenir.

La mère de cette dame est très-sujette aux maux de nerfs; les dispositions de son caractère sont analogues à celles de sa fille, et, comme elle, elle éprouve sous l'influence d'émotions pénibles, quelquefois même sans cause appréciable, des palpitations et une constriction plus incommode que douloureuse à la région du cœur. Elle a été également affectée de névralgies diverses, et nous verrons plus tard que Mme X*** et deux de ses sœurs sont sujettes à cette affection.

§ II. — Affections spasmodiques des organes de la digestion.

Parmi les affections spasmodiques, il n'en est pas peut-être qui se montrent plus souvent associées à d'autres maladies, soit nerveuses, soit de toute autre nature, que celles qui ont leur siége dans les organes digestifs, et c'est sans doute la raison pour laquelle la plupart de ces affections se trouvent communément désignées sous des noms qui expriment plutôt des symptômes que des états maladifs. Cette circonstance est cependant bien loin d'impliquer la non existence des spasmes essentiels fixés sur un point quelconque de l'appareil digestif, et dont l'observation fournit d'assez fréquens exemples.

Les anxiétés précordiales, qui forment un des caractères de la surexcitation névropathique générale ou protéiforme, sont, dans certains cas, si persistantes ou portées à un si haut dégré d'intensité, qu'elles sont accompagnées de nausées, de vomituritions, et quelquefois même de vomissemens.

D'autres fois on voit ces symptômes se manifester sans avoir été précédés d'angoisses ou d'anxiétés épigastriques ; des impressions morales variées, et surtout la vue d'objets qui inspirent le dégoût, sont les causes les plus ordinaires de cette manifestation, qui, graduelle ou spontanée, est toujours l'indice d'un état spasmodique de l'estomac.

Dans d'autres circonstances on observe, soit isolément, soit en même temps que les phénomènes précédens, une cardialgie indépendante de tout état inflammatoire, et dont le caractère, pour ainsi dire pathognomonique, est de plonger les malades dans l'abattement et la tristesse, d'entraîner la dyspepsie, de produire des flatuosités et des éructations le plus souvent bruyantes et inodores. Si cet état se prolonge, on voit se manifester une gastrodynie, qui se distingue des gastralgies franches en ce qu'elle s'accompagne toujours de dysphagie, résultant des contractions spasmodiques de l'œsophage ; que, d'un autre côté, la douleur qui la caractérise est moins exquise et plus dilacérante, et qu'enfin elle occasione un affaissement moral que l'on n'observe pas dans les névralgies proprement dites de l'estomac.

Les spasmes qui ont leur point de départ dans l'hypocondre droit, soit qu'ils affectent le duodenum ou l'organe sécréteur de la bile, donnent lieu à des phénomènes en tout semblables à ceux qui viennent d'être signalés ; il y a pourtant cette par-

ticularité, qu'ils sont, de plus, accompagnés d'évacuations abondantes d'une bile verte et ténue. Si
la colique bilieuse de Sydenham ne doit pas aussi
constamment que le pensait cet auteur, être rapportée à cet état spasmodique ainsi limité, il est
hors de doute qu'elle lui appartient dans un assez
bon nombre de cas, surtout chez les personnes
douées d'une constitution très-nerveuse, ainsi que
le pense Cullen, et comme M. le professeur Trousseau en cite un exemple concluant (1).

Lorsque les spasmes sont fixés sur le canal intestinal, ils se traduisent par un ensemble de
symptômes qui constituent la maladie désignée
sous le nom de colique nerveuse ou spasmodique,
distincte de toute autre, et de la colique symptomatique surtout, par son invasion subite, par le
caractère particulier de la douleur qui consiste en
un sentiment de distension ou de tortillement, parcourant tous les points de l'abdomen, allant se
concentrer vers l'ombilic, et s'accompagnant constamment de la rétraction convulsive des muscles
du ventre. Ce qui sert encore à distinguer cette
colique, c'est qu'assez souvent elle cesse spontanément, et que plus souvent encore elle diminue
ou cesse complétement sous l'influence des médicamens antispasmodiques.

(1) *Ouvrage cité*, pag 97.

Il suffit du plus simple examen pour demeurer convaincu que les spasmes des viscères digestifs se trouvent liés, comme les spasmes thoraciques, à la surexcitabilité nerveuse, et pour établir qu'à ce seul titre leur manifestation doit être influencée par l'hérédité. Il serait sans doute inutile d'insister longuement sur cette vérité, démontrée déjà en partie par les considérations émises précédemment, et qui le sera suffisamment par l'exposé sommaire des faits suivans.

Pujol rapporte dans son mémoire sur les maladies héréditaires, qu'il donna long-temps ses soins à un garçon de vingt ans que des spasmes généraux avaient réduit au dernier degré de marasme, sans pourtant que ses viscères présentassent aucun vice notable. Cet auteur ajoute que la mère de ce jeune homme, après avoir été tourmentée pendant trente ans par une affection analogue, succomba à un resserrement convulsif et total de l'œsophage, qui avait rendu toute nutrition impossible par défaut absolu de déglutition (1).

M. A. L***, qui nous a déjà fourni une observation (voir II.e fait), est très-sujet à des coliques nerveuses; nous l'avons vu, notamment en Juin **1838**, affecté d'une fièvre intermittente dont les paroxysmes débutaient par des douleurs violentes

(1) Œuvres de méd. prat., tom. 2, pag. 305.

accompagnées de la rétraction des muscles abdominaux, et pendant la durée desquelles le malade se tordait en tout sens et poussait des cris comme une femme en travail.

M. ***, dont nous rapporterons en détail l'observation en parlant de l'hypocondrie, a été sujet, dans sa jeunesse, à des coliques violentes qui survenaient sans cause appréciable, et disparaissaient souvent tout-à-coup sans laisser aucun dérangement dans sa santé. Disons par avance que la prédisposition héréditaire est des plus évidentes chez ce sujet. (Voir XXII.ᵉ fait.)

ARTICLE TROISIÈME.

Surexcitation convulsive ou excito-motrice.

Lorsque la surexcitation affecte directement ou par voie d'irradiation quelqu'un des centres nerveux de la vie de relation, elle a assez ordinairement pour effet de diminuer ou d'anihiler l'influence que le cerveau doit exercer sur la détermination et la régularisation des mouvemens volontaires. Ces mouvemens s'exécutant alors d'une manière irrégulière et désordonnée, constituent des états maladifs susceptibles d'être rattachés à la forme convulsive de la surexcitation, forme que nous nommons encore excito-motrice, parce que cette dénomination est conforme à une opinion physiologique mentionnée en son lieu (**1**), et à l'aide de laquelle se trouve convenablement expliquée la production des affections convulsives.

La perversion de la contractilité musculaire, qui forme le caractère principal de l'état convulsif, dépend, avons-nous dit, d'une surexcitation directe ou irradiée. Il a été établi en effet (**2**), que toute excitation exagérée d'un point périphérique quelconque de l'appareil nerveux, bien qu'elle pût rester circonscrite dans son siége primitif, pouvait également se propager vers les centres, et que sur cette donnée se trouvait basée la distinction des divers troubles de l'innervation, en idiopathiques et en sympathiques. Les maladies que nous avons le projet de passer en revue dans cet article, confirmeront plus d'une fois cette assertion, car nous les verrons, à l'exception d'une seule peut-être, se manifester fréquemment à la suite d'excitations anormales qui auront eu leur siége primitif sur des parties du système nerveux plus ou moins éloignées des centres encéphaliques; nous les verrons surtout suivre de près la surexcitation spasmodique, et c'est ainsi que se trouvera encore pleinement confirmé ce qui a été avancé déjà, savoir, que la forme spasmodique de la surexcitation ner-

(1) Voir chap. 1, pag. 7 et 8.
(2) Voir chap. 11, pag. 47.

veuse, ayant dans certains cas une existence isolée
et distincte, se présentait néanmoins dans d'autres cas comme la période initiale de la forme
convulsive.

§ I. — Éclampsie ou affection convulsive des enfans.

Comme toutes les convulsions, celles qui affectent particulièrement les enfans en bas âge sont
idiopathiques, sympathiques ou symptomatiques.
Celles-ci ne pouvant être séparées des maladies qui
les occasionent, nous ne nous occuperons que des
deux premières espèces, en faisant remarquer qu'à
elles seules peut convenir la dénomination d'éclampsie, par laquelle Sauvages désigne indistinctement
toutes les affections convulsives de l'enfance.

L'éclampsie idiopathique n'est le plus souvent
autre chose que l'épilepsie des enfans; c'est même
sous cette dénomination qu'on la trouve désignée
dans plusieurs auteurs. L'invasion subite des accès,
leur retour souvent périodique, l'agitation convulsive des muscles des lèvres, la coloration violacée
de la face, la présence de l'écume à la bouche,
la turgescence des yeux, les convulsions cloniques
qui de la face s'étendent rapidement à tous les
muscles, l'abattement qui suit les accès, enfin
l'hébétude que présentent assez ordinairement les
petits malades dans leur intervalle, ne laissent

aucun doute à cet égard. Cette espèce d'éclampsie se manifeste à une époque plus ou moins éloignée de la naissance, tantôt sans causes déterminantes appréciables, tantôt sous l'influence de celles qui donnent lieu à l'éclampsie sympathique.

L'éclampsie sympathique, sans contredit la plus commune, survient sans altération ou modification préexistante dans les centres nerveux, et résulte de la réaction qu'exerce sur eux la souffrance d'un organe éloigné. Les phlegmasies gastro-intestinales, l'indigestion, l'embarras saburral de l'estomac, l'irritation occasionée par la présence des vers dans le canal intestinal, le travail d'une dentition pénible, telles sont ordinairement les causes qui la provoquent.

Ce n'est guère que l'observation attentive de la maladie et certaines circonstances antécédentes ou concomitantes, qui peuvent servir à établir une distinction entre ces deux espèces d'éclampsies; car les symptômes par lesquels elles s'annoncent ont entre eux une si grande analogie, qu'ils se confondent presque complétement. Ainsi, des accès d'éclampsie sympathique sont plus rapprochés, plus fréquens, et ont moins de durée que ceux qui caractérisent l'éclampsie idiopathique; les causes sous l'influence desquelles ils se développent, peuvent éclairer leur nature; ils se dissipent tantôt graduellement, tantôt brusquement, comme les diverses conditions à l'existence desquelles ils étaient liés; s'ils se reproduisent, ce n'est qu'avec la réapparition de ces conditions, qui sont toujours des causes stimulantes, tandis que l'éclampsie idiopathique pourra bien avoir été provoquée d'abord par de semblables causes, mais plus tard elle se reproduira sans elles, et au moment ou l'on s'y attendra le moins.

Quand on a analysé avec attention toutes les circonstances qui se rattachent à l'étiologie de l'éclampsie, on ne peut que s'arrêter à cette pensée, que cette affection a trouvé les premières conditions de son développement dans l'idiosyncrasie des jeunes sujets; et cette idiosyncrasie, en quoi consiste-t-elle, si ce n'est en une manière d'être particulière du système nerveux qui le rend plus apte à ressentir l'action des causes excitantes? Enfin, cette aptitude à la surexcitation observée au moment où l'enfant ne fait qu'entrer dans la vie, quelle a pu en être la cause, dans une infinité de cas, sinon l'hérédité?

Nous savons bien que l'on s'est appuyé sur la structure délicate de la fibre nerveuse chez les enfans, pour expliquer la production des affections convulsives auxquelles ils sont sujets. Mais si telle était en effet l'unique cause de ces affections, quelque fréquentes qu'elles soient, elles le seraient bien davantage; elles devraient même être presque constantes, puisque, à quelques nuances près, la contexture de l'appareil nerveux est identique chez les enfans, puisque tous, sans exception, se trouvent soumis à quelqu'une des influences qui déterminent le plus ordinairement les convulsions. Il suit de là que, pour se rendre compte de la fré- quence des convulsions et de la facilité avec la- quelle elles se développent chez certains enfans, tandis que d'autres en sont complétement exempts, il est de toute nécessité de faire intervenir une prédisposition, qui n'est autre que la surexcitabi- lité nerveuse.

Lorsque nous avons étudié d'une manière géné- rale l'influence de l'hérédité sur la production de cette modalité organique, nous avons rattaché à une même catégorie étiologique celle qui était la conséquence d'impressions variées auxquelles la mère avait été soumise pendant sa grossesse; nous avons dit aussi qu'il pourrait bien se faire que la surexcitabilité acquise pendant la vie intra-utérine, se réalisât sous une forme maladive, plutôt que celle qui reconnaissait pour cause l'hérédité pro- prement dite; et l'affection convulsive des enfans, que nous avions alors particulièrement en vue, nous faisait émettre cette manière de voir, à la con- firmation de laquelle viendront apporter quelques élémens les opinions et les faits que nous allons exposer à l'appui de l'influence qu'exerce l'héré-

dité sur la production de la prédisposition à l'é-
clampsie.

Willis attribuait bien en partie à la structure
délicate du cerveau, la fréquence des convulsions
chez les enfans; mais il n'avait pu échapper à son
observation, que les sujets d'une constitution forte
se trouvent également affectés quelquefois de ces
maladies, qui, d'un autre côté, ne sévissent pas
chez tous les enfans faiblement constitués : voilà
pourquoi il ajoute que pour se rendre raison de
la prédisposition morbide, il faut admettre que
chez certains enfans le sang et le suc nerveux se
sont viciés dans le sein de leur mère. « *Idcircò pro
potiore procatarxeos morbidæ ratione, haberi debet
quòd infantibus quibusdam, propter mala ab utero
conctracta, et sanguis et succus nervosus originaliter
vitiosi existunt* » (1). A l'appui de cette opinion,
Willis cite le cas d'une famille dans laquelle tous
les enfans périssaient, au milieu de convulsions,
à l'âge de trois mois.

Le même auteur émet une opinion absolument
semblable relativement aux convulsions qui viennent compliquer la dentition; et de cela seul
qu'elles ne se manifestent pas chez tous les enfans,
il conclut fort judicieusement qu'elles ne peuvent
se développer que sous l'influence de cette prédis-

(1) *Loco cit.*, cap. 1, pag. 8.

position, mise en jeu par la douleur : « *Quarè quum dolor admodùm acutus unà cum febre urget, dispositio ista latens in actum ducitur* » (1).

Fréd. Hoffmann fait ressortir, dans plusieurs passages de ses écrits, l'influence des prédispositions héréditaires sur le développement des affections spasmodiques et convulsives des enfans. Il fait remarquer que cette influence sera d'autant plus certaine, que la prédisposition aura été plus marquée et que les parens auront été atteints euxmêmes d'affections semblables. Selon lui, c'est surtout dans ce dernier cas que la prédisposition maladive se transmet à plusieurs générations. Enfin, cet auteur reconnaît que les vives affections de l'ame éprouvées par la mère pendant sa grossesse, produisent assez souvent des résultats analogues, et il s'exprime ainsi à cet égard : « *Quinimò haud rarum est quòd infantes, si matres gravidæ sævioribus indulserint animi commotionibus, primis ætatis annis facillimè fiant epileptici* » (2).

Parmi les faits cités par Hoffmann à l'appui de ses opinions, et qui se trouvent dans les passages déjà indiqués, nous mentionnerons seulement les deux suivans.

La femme d'un épileptique se trouvait enceinte

(1) *Loco cit.*, pag. 36.
(2) *Loco cit.*, cap. 1, pag. 12 ; cap. 11, pag. 25 ; cap. 6, pag. 481.

au moment où son mari éprouva les premiers accès de sa maladie. Elle accoucha à terme d'un enfant bien portant, mais qui fut sujet plus tard à de fréquens accès d'éclampsie.

Un enfant de six mois, né de parens très-sensibles, fut affecté, pendant une dentition difficile, de convulsions épileptiques qui durèrent presque sans rémission pendant vingt-quatre heures, et se terminèrent par la mort.

Raymond de Vieussens rapporte le fait suivant. Un enfant âgé de onze ans avait éprouvé, à l'âge de sept mois, des convulsions épileptiques qui se reproduisaient sept ou huit fois par jour, et qui durèrent pendant deux mois. Après la guérison de cette affection, cet enfant resta dans un état d'imbécillité. Son père avait éprouvé des accidens semblables dans son enfance, et deux autres de ses enfans y avaient succombé (1).

Le professeur Baumes pense que les convulsions se transmettent des parens aux enfans, et, persuadé que les résultats des faits peuvent seuls étayer une opinion, il présente le précis de ceux qu'il a empruntés à Viridet, Tissot, Raulin, Zac. Lusitanus, Linnée, Zimmermann, Senac, Boërrhaave et Lorry. A ces preuves il en ajoute une tirée de sa pratique. « Je connais, dit-il, une dame dont les bras

_____

(1) *Hist. des mal. int.*, in-4.º, tom. 1, pag. 503.

» sont agités de mouvemens convulsifs à l'approche
» des règles, et qui a transmis ces maux périodi-
» ques à une fille qu'elle allaitait, et qui mourut,
» pendant la dentition, dans des attaques d'éclamp-
» sie (1). Les enfans les plus sujets aux convul-
» sions, dit ailleurs le même auteur, sont ceux
» dont la constitution est délicate, qui proviennent
» de parens agités par des passions violentes, qui
» ont été engendrés par des mères affligées de
» fleurs blanches d'une mauvaise espèce, ou adon-
» nées au vin pendant leur grossesse » (2).

M. le professeur Piorry a rapporté dans sa thèse
du concours le fait suivant, recueilli à la Salpétrière par M. Veyne, son interne. « Une femme
» paralytique a eu trois enfans successivement
» morts de convulsions : sa mère est paralytique,
» son père a été atteint d'hémorrhagie cérébrale,
» son oncle paternel est paralysé. Douze frères et
» sœurs ont succombé à des convulsions, et une
» sœur a seule survécu, qui, dans son jeune âge, a
» été très-sujette à des mouvemens convulsifs » (3).

M. Brachet (de Lyon) émet une opinion si conforme à celle que nous avons émise nous-même
sur la manière dont doit être comprise l'influence

---

(1) *Des Convuls. dans l'enfance*, pag. 11.
(2) *Ibid.*, pag. 307.
(3) *De l'Hérédité dans les maladies*, pag. 107.

de l'hérédité sur la production des maladies nerveuses en général et de l'affection convulsive des
enfans en particulier, que nous devons la mentionner ici. « L'enfant né de parens très-nerveux,
» dit cet auteur, sujets à l'hypocondrie, à l'hys-
» térie, etc., ou affaiblis par de longues maladies,
» apporte en naissant une mobilité nerveuse, qu'on
» peut appeler héréditaire, et sous l'influence de
» laquelle il est souvent pris de convulsions par
» la plus petite cause, et même sans cause connue.
» Des parens sains, d'ailleurs, peuvent donner le
» jour à un enfant doué de cette mobilité, lorsque,
» pendant la grossesse, la mère se sera livrée à
» de nombreux écarts de régime, soit sous le rap-
» port de la nourriture ou de l'exercice du corps,
» soit sous celui des jouissances, et plus souvent
» peut-être lorsqu'elle aura été en proie à des cha-
» grins violens, à de vives émotions de l'ame ou
» à des maladies graves » (1).

Les trois premières observations consignées dans
l'ouvrage de M. Brachet, confirment son opinion
de la manière la plus évidente. Dans la première,
il s'agit d'une dame douée d'un tempérament très-
nerveux et d'une grande susceptibilité, et qui avait
déjà perdu trois enfans au milieu des convulsions.
Pendant le cours d'une quatrième grossesse, sur-

(1) *Traité prat. des Convuls. dans l'enfance*, pag. 370.

venue cinq ans après le dernier accouchement, cette dame fut constamment tourmentée par l'idée que son enfant aurait le sort des autres. La petite fille dont elle accoucha fut prise, peu de temps après sa naissance, de convulsions fréquentes, dont une médication énergique parvint néanmoins à conjurer la gravité (1). La mère de l'enfant qui fait le sujet de la seconde observation, avait eu l'époque de sa grossesse traversée par trois événemens graves : chute dans la Saône, chute de voiture, maladie grave ayant son siége dans les organes biliaires (2). Enfin, dans la troisième observation il est question d'un enfant né d'un père dont la susceptibilité et les emportemens involontaires étaient portés au plus haut degré possible. La mère, au contraire, était d'un caractère doux et sensible; aussi les dispositions de celui de son mari l'avaient-elle plusieurs fois vivement impressionnée pendant sa grossesse (3).

L'analyse rapide de ces trois faits est assez significative par elle-même, pour qu'il ne soit pas nécessaire de la faire suivre de la moindre réflexion. Citons encore quelques faits pour démontrer que les influences physiques ou morales sont bien réel-

(1) *Traité pratique des Convulsions dans l'enfance*, obs. 1, pag. 99.
(2) *Ibid.*, obs. 2, pag. 106.
(3) *Ibid.*, obs. 3, pag. 112.

lement capables d'aller retentir sur le fœtus, par l'intermédiaire de sa mère.

Van-Swieten, qui distingue les prédispositions aux affections convulsives en héréditaires et en connées, cite à l'appui de l'influence de ces dernières le fait suivant, emprunté à Fabrice de Hilden. Une femme enceinte pour la première fois, fut désagréablement et violemment impressionnée à la vue d'un épileptique qui vint tomber à ses pieds. Elle donna le jour à un enfant qui ne tarda pas à être atteint d'épilepsie, et qui y succomba même avant qu'il eût atteint sa première année. Plus tard, cette femme accoucha d'autres enfans qui furent exempts de cette maladie (1).

Un enfant de dix-sept mois avait déjà éprouvé des convulsions à l'âge d'un an; elles se montrèrent tellement violentes lors de l'éruption des canines supérieures, que, malgré les médications les plus actives, elles se terminèrent par la mort huit heures après l'invasion de l'accès. Cet enfant était d'une constitution chétive; sa mère avait éprouvé de violentes affections morales pendant la grossesse, et son père avait le système nerveux délicat. « *Inter animi perturbationes conceptus, patre etiam à nervis minus valente* « (2).

---

(1) *Loco cit.*, pag. 401.
(2) Morgagni, *de Sed. et Caus. morb.*, epist. 9, pag. 517.

Un autre enfant âgé de huit mois succomba pendant l'éruption des incisives supérieures à une éclampsie dont la manifestation coïncida avec le dessèchement de croûtes laiteuses. La mère de cet enfant était valétudinaire, et avait éprouvé pendant sa grossesse des maladies diverses et compliquées. Morgagni n'indique pas précisément la nature de ces maladies; mais il fait remarquer que, d'après le conseil d'une femme, la malade, dans l'espoir de se soulager, avait fréquemment eu recours à l'usage de vins généreux (1).

« Un homme âgé de vingt-quatre ans, d'une
» bonne constitution et d'une santé parfaite, fut
» saisi pour la première fois, et sans cause con-
» nue, le 10 Janvier 1786, d'un accès modéré
» d'épilepsie. Le 15 Février 1787 il éprouva un
» second accès plus intense, et le 20 Décembre
» de la même année il fut frappé, dans le court
» espace de deux jours, de deux attaques très-vio-
» lentes. L'épouse jeune et bien portante de cet
» homme lui donna six enfans, quatre garçons et
» deux filles. L'aîné naquit avant que le père eût
» ressenti aucun symptôme d'épilepsie, et lui-même
» en demeura toujours exempt. La mère était en-
» ceinte du second, lorsqu'elle eut la douleur d'être
» témoin du premier accès de son mari, et l'enfant

(1) Morgagni, *loco cit.*, epist. 10, pag. 517.

» fut tourmenté de convulsions aussi nombreuses
» que cruelles. Également spectatrice d'une atta-
» que de son mari, pendant qu'elle était grosse
» pour la troisième fois, elle donna le jour à un
» fils qui mourut dans un accès d'épilepsie. Le
» quatrième garçon et les deux filles, nés après
» la complète guérison du père, ne contractèrent
» point la terrible maladie de leurs frères » (1).

Le docteur Batt, qui a rapporté l'observation
qu'on vient de lire dans son *Essai médico-pratique
sur l'Épilepsie*, pense que l'éclampsie éprouvée par
les enfans ne dépendait aucunement de la maladie
de leur père, mais seulement de l'agitation éprouvée par la mère pendant ses grossesses, et nous
serions assez porté à partager cette opinion. Du
reste, en admettant la simultanéité des deux causes
qui ont décidé la transmission de la prédisposition
maladive, ce fait n'en a pas moins une grande
valeur, et c'est, sans contredit, un des plus concluans de tous ceux que nous avons pu rassembler
dans nos recherches.

Pour compléter les preuves qu'il s'agissait de
produire dans ce paragraphe, il ne nous reste
maintenant qu'à exposer quelques faits de notre
propre observation.

---

(1) *Notice sur l'état de la Médecine en Italie*, par Chau-
meton. — *Journ. univ. des Scienc. méd.*, tom. 13, pag. 48.

XIII.ᵉ Fait. — Gustave L*** est maintenant âgé
de six ans; son intelligence est précoce, sa vivacité
extrême; il frémit et tremble de tous ses membres
lorsque son père lui adresse quelques paroles sé-
vères. Cet enfant a eu deux attaques d'éclampsie
pendant qu'il était à la mamelle. Plus tard, et à
la suite d'un voyage en diligence, il fut pris pendant la nuit de violentes convulsions qui firent
craindre l'invasion d'une phlegmasie cérébrale,
et qui n'eurent pourtant pas de résultat fâcheux.
Peut-être n'en eût-il pas été de même s'il n'avait
eu depuis sa naissance des croûtes laiteuses occu-
pant le cuir chevelu et fournissant presque habituellement une abondante suppuration.

Le père de Gustave L***, doué d'un tempérament nerveux très-prononcé, nous a déjà fourni
une observation. (Voir II.ᵉ fait.) Il est, en outre,
sujet à des affections névralgiques, comme nous le
verrons plus tard. Sa mère, douée également du
même tempérament, avait été violemment tourmentée par des inquiétudes morales dans les premiers mois de sa grossesse.

XIV.ᵉ Fait. — Cécile A*** se fit remarquer de
bonne heure par sa vivacité et ses emportemens;
elle eut, en outre, jusqu'à l'âge d'un an, plusieurs
accès convulsifs qui furent pris pour des attaques
de vers, et qui ne furent combattus que par des

moyens vulgaires. Vaccinée à l'âge de quatorze mois, Cécile fut prise, avec la fièvre vaccinale, de violentes convulsions pour lesquelles nous fûmes mandé en toute hâte au milieu de la nuit. Quand nous arrivâmes l'accès était terminé; mais un nouveau ne tarda pas à se déclarer, et à l'ensemble des symptômes il nous fut aisé de constater qu'il s'agissait d'une véritable éclampsie. Malgré un traitement des plus énergiques, des accès semblables se reproduisirent pendant cinq jours, jusqu'à cinq et six fois dans les vingt-quatre heures. Leur cessation parut coïncider avec l'apparition d'une tumeur énorme qui se manifesta sous l'aisselle et qui se termina par suppuration. Il n'est pas indifférent d'ajouter qu'à la même époque nous eûmes occasion d'observer une fièvre des plus violentes chez un grand nombre d'enfans vaccinés avec du virus renouvelé; que chez plusieurs d'entre eux il se déclara des tumeurs phlegmoneuses comme chez Cécile, et que cependant aucun ne fut affecté de mouvemens convulsifs.

Un mois plus tard, les accès d'éclampsie se montrèrent de nouveau, et cette fois ce fut sans cause appréciable. Ils furent en tout semblables aux premiers, si ce n'est que leur durée fut moins prolongée.

La mère de Cécile nous fournira, dans le paragraphe consacré à l'hystérie, un exemple de

9

surexcitation nerveuse héréditaire. (Voir XVII.ᵉ
fait.)

XV.ᵉ Fait. — Un enfant de seize mois , ayant
habituellement dans l'expression de la physionomie une mobilité extraordinaire, et se livrant souvent à des mouvemens brusques et désordonnés ,
nous fut apporté dans la matinée du 25 Août 1838.
Il avait passé la nuit précédente dans une agitation continuelle, et venait d'avoir, nous disait-on,
une attaque de vers. Ses gencives étaient tuméfiées et sensibles, une petite molaire inférieure
avait percé récemment. Bientôt après, un nouvel
accès se manifesta, et une médication rationnelle
et énergique ne l'empêcha pas de se reproduire
jusqu'à huit fois, de midi à six heures du soir.
La nuit fut calme, ainsi que la journée du lendemain ; mais les accidens se montrèrent de nouveau le surlendemain. Ils sévirent avec la même
intensité que ceux de l'avant-veille, et, de plus ,
après la cessation des convulsions, la respiration
était saccadée, bruyante, et conservait ce caractère
jusqu'à l'apparition d'une nouvelle attaque. Dans la
crainte d'avoir affaire à une fièvre pernicieuse,
dont les caractères n'étaient pourtant pas bien tran-
chés, nous eûmes recours au sulfate de quinine
lorsque les accidens nerveux se furent calmés, et
soit qu'ils dussent cesser naturellement, soit que

cette médication les eût suspendus, ils ne reparurent plus.

Pendant que nous étions auprès du petit malade, sa grand'mère maternelle fut prise tout-à-coup d'une violente attaque de nerfs, caractérisée par le renversement de la tête en arrière, la roideur des extrémités, les spasmes du pharynx, etc. Nous avons su plus tard, d'un de nos confrères, qu'il avait été fréquemment appelé auprès de cette femme pour des accidens semblables, et que sa fille n'en avait pas été exempte. Les ascendans paternels de cet enfant sont doués d'un tempérament nerveux très-prononcé, et ont présenté quelques exemples d'aliénation mentale.

Indépendamment des trois cas d'éclampsie qui précèdent, nous en avons observé quelques autres; mais les circonstances relatives à l'hérédité ne nous ayant pas paru aussi évidentes que pour ceux qui viennent d'être rapportés, nous ne les ferons pas entrer en ligne de compte; ils pourront cependant plus tard nous fournir quelques considérations.

§ II. — Chorée ou danse de Saint-Guy.

Les mouvemens bizarres et irrésistibles, partiels ou généraux qui caractérisent la maladie désignée sous ces noms, sont-ils constitués par des convulsions musculaires ou par une paralysie? tiennent-

ils à la fois de ces deux désordres? dépendent-ils
d'une lésion en plus ou en moins, ou bien d'un
trouble dans cette partie de l'encéphale à laquelle
est spécialement dévolue la coordination des mouvemens volontaires? Ce sont là des questions à
peu près indécises, que les données nulles ou contradictoires fournies par l'anatomie pathologique
n'ont pu encore convenablement élucider; aussi,
sans chercher à les approfondir, bornons-nous à
dire que l'appréciation rigoureuse des phénomènes
caractéristiques de la chorée, nous semble devoir
la placer parmi les affections convulsives, et passons aux circonstances nosologiques qui se rattachent directement à notre sujet.

Quoique l'on ait observé cette singulière affection à toutes les époques de la vie, il est constant
néanmoins, d'après de nombreux relevés, qu'elle
sévit plus particulièrement à l'âge de dix à quinze
ans, et qu'elle est incomparablement plus fréquente
chez les jeunes filles que chez les garçons.

Une exaltation manifeste de la sensibilité, une
vivacité et une impétuosité insolites, une mobilité
morale qui diffère quelquefois très-peu de ces émois
si connus qu'éprouvent les hystériques, et par
suite de laquelle les individus sont sans cesse d'une
humeur bizarre et changeante, s'emportent ou
versent des larmes pour le motif le plus futile: tels
sont, avec les mouvemens musculaires, dont les

variétés et les nuances sont infinies, les symptômes
que l'on observe, soit au début, soit pendant la
durée de la danse de Saint-Guy; ils démontrent
assez évidemment que l'existence de cette maladie se trouve liée à la surexcitation du système
nerveux céphalo-rachidien.

Nous avons signalé chez M. B*** (voir IX.e fait)
un tremblement de tête qui, passager et ne se
manifestant que sous l'influence d'émotions morales, pouvait bien légitimement être rapporté à
la surexcitation nerveuse protéiforme. Ne pourrait-
on pas considérer comme constituant une chorée
partielle, ce tremblement que certains individus
éprouvent d'une manière persistante ? Nous ne
nous prononcerons pas à cet égard; mais, puisque
l'occasion ne se présenterait pas ailleurs, nous
devons consigner ici deux faits propres à démontrer que l'hérédité influe sur la production de cet
état morbide.

Au milieu d'une foule de détails consignés dans
un mémoire à consulter, rédigé par un mélancolique hypocondriaque que Pomme n'a pu nommer, mais qu'il assure être un des savans qui
honorent son siècle, on trouve les suivans : « ... Il
» a souffert (son père) pendant les trente dernières
» années de sa vie, d'une douleur vive sur le
» muscle sterno-mastoïdien droit, qui lui faisait pi-
» rouetter la tête à droite et à gauche avec tant

» de violence en certains temps, que six hommes
» forts n'auraient pu le contenir. Son père avait été
» attaqué d'un tremblement de tête pendant les
» quarante dernières années de sa vie » (1).

« Nous avons vu à Paris, dit Portal, le maré-
» chal de Beauveau et quatre de ses sœurs, éprou-
» ver des tremblemens de tête très-considérables.
» On pourrait peut-être croire que ces espèces de
» convulsions avaient été un effet de l'imitation
» par une imagination frappée, comme on en a des
» exemples; mais cette famille n'était point réunie.
» On a remarqué que ce tremblement de la tête
» leur était survenu à peu près au même âge. On
» croyait dans la famille que cette maladie était
» héréditaire » (2).

Revenons à la chorée proprement dite.

M. Rufz, dans un mémoire qu'il a publié sur
la chorée (3), pense que rien ne porte à croire
que cette affection ait quelque chose d'héréditaire.
Les auteurs du *Compendium de Médecine* ne citent
que quatre cas de chorée héréditaire, qu'ils on empruntés à Elliotson, MM. Coste, Young et Constant (4). M. Piorry dit n'avoir vu qu'une seule fois

(1) Ouvrage cité, tom. 2, pag. 29.
(2) *Considérations sur la nature et le traitement des maladies de famille et des maladies héréditaires*, pag. 25.
(3) *Arch. gén. de Médecine*, Février 1834.
(4) Ouvrage cité, 6.ᵉ liv., pag. 292.

un choréique dont la mère, d'après les renseignemens fournis, avait été atteinte de la même maladie dans son enfance (1). Ce petit nombre de faits
semblerait confirmer l'opinion que M. Rufz a émise
d'après de nombreuses observations. Mais les enfans ne sont-ils exposés à être atteints de la danse
de Saint-Guy que par cette seule condition d'avoir
reçu le jour d'un père ou d'une mère qui en ont
été atteints eux-mêmes à une époque quelconque de leur vie ? En d'autres termes, la surexcitabilité du système nerveux ne peut-elle pas être
considérée comme une cause prédisposante assez
certaine de cette affection comme de tant d'autres ?
C'est là ce qu'il convient de déterminer.

Presque tous les auteurs modernes qui se sont
occupés de l'étude de la chorée, reconnaissent que
la prédominance du système nerveux prédispose
d'une manière bien marquée à la manifestation de
cette maladie. C'est ainsi que sur vingt choréiques
observés par M. Dufossé, quinze avaient les membres menus, les cavités splanchniques peu développées, une susceptibilité nerveuse fort évidente (2).

De toutes les causes déterminantes de la chorée,
la frayeur est celle que l'on constate le plus fréquemment. Mais combien d'enfans se trouvent plus

----

(1) Thèse citée, pag. 115.
(2) *Thèses de la Faculté de Méd. de Paris*, 1836, n.º 136.

ou moins souvent effrayés sans devenir choréiques ? Aussi, d'après la judicieuse remarque de
M. Guersent, il est vrai de reconnaître que cette
cause n'agit qu'en raison de la prédisposition qui
existe déjà, et par suite de laquelle les jeunes
sujets sont plus accessibles à la frayeur et à ses
résultats.

Ainsi donc, d'après les développemens qui précèdent, la surexcitabilité nerveuse doit être admise
comme la cause éloignée la plus certaine de la
maladie qui nous occupe ; et puisque nous ne pou-
vous révoquer en doute la transmission par voie
de descendance de cette modalité organique, nous
sommes conséquemment fixé sur la part qui revient à l'hérédité dans la production de la chorée.
Nous n'avons observé qu'un seul cas de cette
affection ; mais nous nous applaudissons de pouvoir le consigner ici, puisqu'il confirme l'opinion
que nous venons d'énoncer :

XVI.ᵉ Fait. — M.ˡˡᵉ T***, âgée de dix-huit ans,
d'une constitution délicate, d'un caractère doux et
tranquille, concentre assez habituellement en elle-
même les impressions morales, auxquelles elle est
pourtant fort accessible. A l'âge de huit ans, à la
suite d'une frayeur dont elle conserva long-temps
un souvenir pénible, cette jeune personne s'aper-
çut qu'elle faisait involontairemet des grimaces, et

que son bras droit se portait irrésistiblement et à plusieurs reprises dans la journée, derrière le dos, d'où il ne pouvait être retiré qu'avec effort. La jambe du même côté était vaccillante, et bientôt ses mouvemens ainsi que ceux du bras cessèrent complétement d'obéir à la volonté. Cette chorée, qui se borna aux muscles de la face et aux membres du côté droit, persista pendant six mois, et disparut insensiblement au bout de ce temps, sans qu'aucune médication eût été mise en usage.

Menstruée à l'âge de treize ans, Mlle T*** le fut assez régulièrement pendant quelques mois ; mais sous l'influence d'une nouvelle frayeur éprouvée quelques jours avant son apparition, l'évacuation périodique devint moins abondante et présenta des retards et des irrégularités. Avec ces dérangemens se manifestèrent bientôt des mouvemens désordonnés de la face, du cou et des extrémités. Cette chorée générale a duré pendant trois ans, avec des exacerbations pendant la durée desquelles on était obligé de matelasser la chambre habitée par la jeune malade, dans le but d'éviter les résultats des chutes fréquentes qu'elle faisait aussitôt qu'elle essayait de faire un pas. Souvent aussi il arrivait que, dans l'impossibilité de régulariser les mouvemens nécessaires à la préhension des alimens, ils devaient être saisis avec la bouche, ou même introduits dans sa cavité par des personnes étrangères. L'usage long-temps continué des bains presque froids semble avoir beaucoup contribué à une guérison qui ne s'est pas démentie depuis près de huit ans; mais Mlle T*** a conservé une mobilité bien marquée dans les traits de la face et une susceptibilité nerveuse des plus manifestes.

La mère de cette jeune personne est douée d'une vive sensibilité morale, et très-sujette aux douleurs névralgiques de la tête. Un de ses oncles maternels est affecté, depuis son bas âge, d'un tremblement continuel des bras et des mains; sa sœur nous fournira plus tard un exemple de sur-excitation névralgique.

§. III. — Hystérie.

Aux approches de la puberté, l'utérus, jusqu'alors inactif, commence à devenir le foyer d'une excitation particulière qui, périodiquement entretenue, persiste jusqu'à l'âge où cet organe ayant accompli les fonctions qui lui sont dévolues, rentre de nouveau dans le repos. C'est pendant les premières époques de la vie justement nommée utérine, que cette excitation se montre dans toute son activité, et c'est alors aussi que l'on voit l'hystérie se manifester le plus fréquemment. Cette coïncidence n'a rien qui doive nous étonner, car la prédisposition la plus évidente à cette affection, placée par tous les auteurs dans la prédominance

du système nerveux , doit nécessairement aller
retentir sur l'appareil vers lequel se concentre la
plus grande partie des mouvemens vitaux.

Il est bien vrai que l'on observe chez l'homme
des affections spasmodiques ou convulsives qui ont
quelque ressemblance avec l'affection hystérique.
Un homme âgé de quarante-deux ans , qui avait
perdu deux de ses frères , enlevés par des convulsions, fut pris lui-même, à la suite de chagrins violens, mais sans symptômes précurseurs, d'un état
convulsif général qui se prolongea pendant trois
heures. Dans les momens de rémission , il se plaignait de nausées, de douleurs d'estomac, et d'une
sorte de boule qui paraissait remonter depuis l'épigastre jusqu'au cou, où elle excitait une constriction
violente. Durant la plus grande intensité des accidens, il y avait perte totale de connaissance (1).
Mais les affections semblables sont d'abord infiniment plus rares que chez la femme ; elles peuvent
bien, en second lieu, avoir leur point de départ
dans quelqu'un des organes vivifiés par le système
nerveux ganglionaire ; enfin, et l'examen attentif
du fait précédent, qui est peut-être le plus remarquable que possède la science, le prouverait aisément, elles sont loin de présenter l'ensemble des

(1) Louyer-Villermay, *Traité des Maladies nerveuses*,
tom. 1, pag. 6.

phénomènes caractéristiques de l'hystérie, qui appartient exclusivement au sexe féminin. Les développemens qui vont suivre mettront cette vérité dans tout son jour.

L'imagination exaltée par la lecture des romans, par la fréquentation des bals, des spectacles; l'établissement difficile de la menstruation, sa diminution, ses irrégularités, sa suppression; l'onanisme, les excès vénériens, de même qu'une continence complète dans certaines conditions d'organisation; les passions vives et concentrées, telles que l'amour, et surtout l'amour contrarié, la jalousie, les chagrins domestiques; les affections morales profondes et instantanées, telles que la frayeur, la colère : ce sont là les causes généralement assignées à l'hystérie. Il n'existe pas entre elles une ligne de démarcation bien tranchée relativement à leur mode d'action; c'est-à-dire que certaines, rangées par les auteurs parmi les causes prédisposantes, peuvent, avec plus juste raison, être considérées comme des causes déterminantes agissant avec lenteur. Mais toujours est-il qu'elles sont toutes essentiellement excitantes; que les unes portent directement leur action sur l'appareil utérin, et que les autres, quoique agissant de prime-abord sur le cerveau, ne s'y arrêtent pas, pour ainsi dire, et vont se concentrer sur l'organe qui, en raison de la susceptibilité dont il jouit, est le plus disposé à recevoir leur influence.

La symptomatologie de l'hystérie n'est pas moins démonstrative que son étiologie ; ainsi, en nous bornant aux phénomènes qui caractérisent un accès complet de cette affection, voici ceux qui doivent être signalés.

Le ventre est tantôt gonflé, tantôt rétracté, mais toujours dur et quelquefois douloureux au toucher. La malade éprouve un besoin incessant de dilater la poitrine ; elle pousse des soupirs continuels, et accuse constamment la sensation d'un corps étranger, d'une boule qui, partant de l'hypogastre, remonte jusqu'au larynx ; où elle produit une sorte de constriction. Les muscles du cou sont fortement tendus, les carotides battent avec force, la face est animée, les mâchoires sont resserrées. Les membres se roidissent et se tordent de diverses manières, mais c'est encore par l'intervention de la volonté. Bientôt cette puissance ne dirige plus les mouvemens, et alors on observe une perte incomplète de connaissance, le renversement du tronc en arrière, l'état vultueux de la face, le gonflement du cou porté à l'excès ; les mouvemens convulsifs des yeux, des convulsions cloniques alternant avec la roideur des membres, des menaces de suffocation, des syncopes quelquefois prolongées.

Ajoutons à cette énumération l'augmentation de la sécrétion muqueuse vaginale, qu'il ne faut pas considérer comme une crise de l'hystérie, mais plutôt comme le résultat de l'excitation exagérée dont l'utérus a été le siége. Remarquons enfin que, quelque prononcée et quelque ancienne que soit cette affection, on ne la voit pas suivie de démence et de paralysie, comme l'épilepsie, mais seulement de rétractions musculaires non persistantes ou de quelques autres phénomènes qui dénotent une surexcitation cérébrale sympathique et passagère, et nous serons conduit à admettre avec la plupart des auteurs anciens et modernes, qu'elle a sa source primitive dans l'appareil utérin, et qu'elle est essentiellement constituée par un accroissement de la sensibilité, dont il est le foyer.

Si maintenant nous embrassons d'un seul coup d'œil l'ensemble des désordres fonctionnels propres à cette maladie, nous verrons que les spasmes qui vont retentir sur les divers viscères de la vie de nutrition, sont exclusivement sous la dépendance de l'utérus et de ses liaisons sympathiques; nous verrons ensuite que cet organe surexcité étend successivement sa réaction, qui va se porter, non sur l'axe cérébro-spinal tout entier, mais sur la moelle alongée et la moelle épinière; et c'est dans cette réaction sympathique que nous trouverons la raison des symptômes convulsifs qui se manifestent dans un accès complet d'hystérie.

Willis rapporte qu'une dame sujette à des affec-

tions spasmodiques d'abord rares, et qui se montrèrent ensuite plus rapprochées sous la forme hystérique, surtout au commencement des grossesses,
qui furent fréquentes et souvent suivies de l'avor-
tement, succomba au milieu d'une attaque convulsive. L'autopsie ayant fait découvrir les principaux
désordres dans le cerveau, cet auteur s'est appuyé
sur cette circonstance pour établir que l'hystérie
n'a pas son siége principal dans l'utérus ; mais avant
d'entrer dans ces développemens, il a eu soin d'indiquer que la prédisposition maladive de cette
dame était le résultat de l'heredité. « *Siquidem va-
letudinariam hanc diathesim originaliter sive hœreditario jure contraxerat* » (1).

Une femme de trente ans, sensible et très-irritable, née de parens mélancoliques, fut fort affli-
gée de la perte inopinée de son mari. Les règles
se supprimèrent; il survint d'abord des mouvemens spasmodiques des muscles de la face, et puis
de violentes convulsions qui se reproduisaient à
chaque époque mensuelle, accompagnées d'un trouble dans les idées voisin de la fureur, etc. (2).

Quoique cette observation ait été présentée par
Hoffmann comme un cas d'épilepsie, il est probable qu'il s'agissait d'une affection hystérique. Il

(1) *Loco cit.*, cap. 10, pag. 112.
(2) Fréd. Hoffmann, *loco cit.*, cap. 1, pag. 21.

est dit, en effet, que toutes les ressources thérapeutiques ayant été pendant long-temps sans résultat, la guérison n'eut lieu qu'à la suite d'une
nouvelle union. Aussi Louyer-Villermay, qui place
exclusivement le siége de l'hystérie dans la matrice,
s'est-il servi de ce fait pour étayer son opinion.

L'auteur auquel a été emprunté l'observation
précédente, dit peu de chose de l'hérédité de l'hystérie, dans le chapitre qu'il a consacré à la description de cette maladie. Il décrit seulement une
forme particulière d'hystérie qu'il a observée, surtout à l'âge de la puberté, chez les jeunes filles et
les garçons très-portés aux plaisirs de l'amour,
d'un caractère mobile, inconstant, et qui s'aban-
donnent également à une grande tristesse et à une
joie immodérée ; puis il ajoute : « *Meretur hæc hys-
terica passio vocari hæreditaria ac gentilitia.* » (1).

Parmi d'autres observations rapportées par
Pomme, nous mentionnerons celle de la prési-
dente de Vandemont. Cette dame, âgée de dix-neuf
ans, était nerveuse, par la raison que son père et
sa mère étaient nerveux au suprême degré. Elle
fut atteinte d'une violente affection hystérique,
regardée par Bouvard et par d'autres médecins
comme une véritable épilepsie (2).

(1) Fréd. Hoffmann , *loco cit.*; cap. 5 , pag. 61.
(2) Ouvrage cité, tom. 2 , pag. 99.

Georget admet l'influence héréditaire et la constitution nerveuse parmi les circonstances qui pré-
disposent le plus à l'hystérie. « La plupart des
» malades, dit-il, ont parmi leurs proches parens
» des épileptiques, des hystériques, des aliénés,
» des sourds, des aveugles, des hypocondriaques;
» la plupart ont montré dès leur bas âge des dispo-
» sitions aux affections convulsives, un caractère
» mélancolique, colère, emporté, impatient, sus-
» ceptible, etc. » (1).

M. Dubois (d'Amiens), qui a rassemblé et analysé avec un talent si remarquable les faits qui
ont pu lui servir à tracer l'histoire philosophique
de l'hypocondrie et de l'hystérie, établit que cette
dernière affection est plus fréquemment héréditaire
que la première. « Les femmes hystériques, dit-
» il, ont presque toujours eu parmi leurs proches
» parens des hystériques ou des épileptiques, etc. »
Et plus loin : «.... L'hystérie n'étant, en dernière
» analyse, qu'une des exagérations de la constitu-
» tion nerveuse et sanguine, trouve dans ce tem-
» pérament sa plus forte prédisposition » (2).

M. le profeseur Piorry, après avoir reproduit
l'opinion précédemment citée de Georget, fait re-

(1) *Dict. de Méd.*, art. Hystérie, pag. 166.
(2) *Histoire philos. de l'Hypocondrie et de l'Hystérie* ,
pag. 61-74.

marquer que cet auteur, en admettant d'une manière aussi positive l'hérédité de l'hystérie, s'est
laissé influencer par les idées qu'il avait sur le
siége de cette affection. Il ajoute que Georget a
principalement observé à la Salpétrière des hystéries compliquées d'épilepsie, et que dès-lors elles
devaient rentrer dans le cas de cette dernière affection sous le rapport de l'hérédité. Remarquons
bien que Georget ne s'appuie pas seulement sur
l'existence chez les parens de l'hystérie elle-même,
mais sur celle de névroses diverses, mais aussi,
et en premier lieu, sur l'existence de la *constitution nerveuse*, qu'il ne sépare pas de l'influence
héréditaire; et son opinion ne nous paraîtra pas
aussi absolue qu'à M. Piorry, qui, lui aussi au
reste, croit à l'hérédité de l'hystérie, en ce sens
que si sa pratique ne lui en a pas fourni d'exemple qui fût remarquable, elle lui a du moins permis
de constater que « des femmes hystériques sont
» nées de femmes nerveuses, et *vice versâ* » (1).

Après ces documens, empruntés à des sources
étrangères, et bien propres, selon nous, à faire apprécier le rôle que joue l'hérédité dans la production de l'hystérie, passons à l'exposition de ceux
que nous avons pu recueillir dans notre pratique
particulière.

(1) Thèse citée, pag. 114.

XVII.ᵉ Fait. — M.ᵐᵉ A***, âgée de trente ans, présenta, dès l'âge de seize ans, une susceptibilité nerveuse très-prononcée. Les impressions morales déterminaient chez elle des spasmes et des convulsions qui se terminaient le plus ordinairement par une abondante effusion de larmes. Elle a éprouvé aussi quelques irrégularités dans la menstruation, et avec elles ont coïncidé de véritables accès hystériques.

Mariée à l'âge de vingt-sept ans, M.ᵐᵉ A*** ne tarda pas à éprouver des peines morales qui, malgré la résignation et le courage qu'elle pouvait puiser dans sa conduite irréprochable et dans la religieuse observation de ses devoirs, lui occasionèrent de violentes crises nerveuses, surtout pendant les cinq ou six premiers mois de sa grossesse. Elle accoucha pourtant heureusement d'un enfant dont il a déja été question. (Voir XIV.ᵉ fait.)

Le père de M.ᵐᵉ A*** était d'un caractère très-sensible, violent et emporté. D'une stature moyenne, d'une constitution entièrement opposée à celle qui dispose à l'apoplexie sanguine, il éprouva deux fausses attaques à deux ans d'intervalle, et en 1833 il est mort hémiplégique, à un âge avancé. M.ᵐᵉ A*** a trois frères et quatre sœurs qui, sans avoir jamais éprouvé d'accidens nerveux, présentent évidemment les attributs du tempérament qui y prédispose.

XVIII.ᵉ Fait. — M.ᵐᵉ ***, d'une stature au-dessous de la moyenne, d'une constitution sèche et
délicate, douée cependant d'une imagination vive
et d'une énergie morale remarquable, fut réglée
à l'âge de onze ans; mais ses époques mensuelles
n'ont jamais été régulières; souvent même il s'est
écoulé deux ou trois mois entre leur apparition.

A l'âge de seize ans, M.ᵐᵉ *** était encore demoiselle, lorsqu'à la suite d'une vive contrariété,
elle fut prise d'une violente attaque d'hystérie qui
débuta par des éclats de rire extrêmement pénibles, et qui, en raison de sa prolongation, inspira
de sérieuses inquiétudes. Dans l'espace de trois
ans, ces attaques se reproduisirent quatre fois;
elles présentèrent moins de violence que la première, et furent toujours provoquées par des causes du même genre.

Mariée à dix-neuf ans, selon le vœu de son
cœur, cette jeune dame parvint sans accidens au
terme de sa première grossesse; mais le travail
de l'accouchement s'étant prolongé, son accou-
cheur dut se hâter de le terminer pour prévenir
une éclampsie imminente.

Au mois d'Août 1838, le mari de M.ᵐᵉ *** fut
gravement malade; sa jeune compagne, déja souf-
frante et accablée depuis quelque temps par des
impressions morales pénibles, lui prodigua les soins
les plus assidus, et résista avec énergie aux veilles

et aux fatigues : « *Je ne crains rien*, nous disait-elle toujours, quand nous lui recommandions de prendre du repos ; *je n'ai rien à craindre tant que je suis utile* ». Elle disait vrai, car pendant la convalescence de son mari elle tomba malade à son tour. Ce fut d'abord la maladie régnante alors (fièvre rémitente gastrique); puis, après une courte convalescence, des attaques d'hystérie débutant toujours par le rire ; puis encore, de nouveaux paroxysmes à type intermittent quotidien, et dont l'invasion était annoncée par des mouvemens spasmodiques variés.

Pendant tout le temps que Mme *** demeura malade ou convalescente, sa surexcitabilité nerveuse était mise en évidence par la cause la plus légère : les cris, les caresses même de son enfant, un bruit quelconque, un jour trop éclairé, déterminaient des inquiétudes et des impatiences portées à l'excès.

La mère de cette jeune dame avait été hystérique dans sa jeunesse ; dans un âge plus avancé elle avait conservé une susceptibilité nerveuse portée à un point extrême. Pendant une douzaine d'années, elle était restée dans une chambre parfaitement close ; le jour et le bruit, les couleurs vives, lui donnaient des spasmes et de la céphalalgie. Le père de Mme *** a été long-temps en proie à une affection nerveuse dont les symptômes bi-

zarres et tenaces ne pouvaient être rattachés qu'à
l'hypocondrie. Il a une sœur et une nièce qui
sont habituellement tourmentées par des affections
nerveuses.

XIX.ᵉ Fait. — M.ᵐᵉ P***, âgée de trente-huit
ans, est douée d'une constitution éminemment nerveuse. Mariée et sans enfans, habituellement bien
réglée, elle a éprouvé pendant long-temps des
spasmes violens, fixés tantôt sur la poitrine, tantôt
à l'épigastre, et coïncidant presque toujours avec
les époques menstruelles.

Au commencement de l'hiver de 1829, les spasmes et d'autres accidens nerveux qu'il serait trop
long de mentionner, disparurent tout-à-coup, et
furent remplacés par des accès d'une toux convulsive, qui se reproduisaient plusieurs fois dans la
journée, et étaient assez souvent suivis de syncopes prolongées.

Cet état morbide se dissipa graduellement, et
le développement du ventre, les nausées, les ap-
pétits bizarres, le gonflement des seins, donnèrent
à M.ᵐᵉ P*** l'espoir d'une grossesse. Le flux menstruel ne cessa pas entièrement ; mais il fut bien
moins abondant, et, de plus, les mouvemens res-
sentis dans le ventre, ainsi que la sécrétion d'un
fluide lactiforme, confirmèrent M.ᵐᵉ P*** dans sa
première idée. Cependant le terme de la gestation

présumée n'était pas fort éloigné, lorsque cette
dame fut prise, au milieu d'accidens nerveux variés, d'une épistaxis qui se prolongea pendant plus
de cinq heures, et qui fit perdre trois ou quatre
livres de sang. Malgré la faiblesse produite par
cette abondante hémorrhagie, les menstrues se
montrèrent presque immédiatement après qu'elle
eut cessé; elles furent plus abondantes que précédemment; le ventre s'affaissa, et Mme P*** jouit
pendant quelques années d'une assez bonne santé.

Ces renseignemens ont été extraits d'un mémoire
à consulter et de consultations rédigées par des médecins instruits qui ont donné leurs soins ou leurs
conseils à Mme P***, et qui, loin de partager ses
idées sur sa grossesse, considérèrent toujours son
état comme une forme particulière d'hystérie.

Depuis que nous avons été à même d'observer
Mme P***, nous l'avons vue souvent tourmentée
par des céphalalgies atroces, existant le plus ordinairement sans fièvre, et accompagnées quelquefois de délire. Ces douleurs, qui n'ont pas de siége
fixe, sont comparées par la malade à celles que
produirait un étau comprimant le crâne dans deux
points opposés. Cette forme de céphalalgie nous
semble se rapprocher beaucoup de celle que les
auteurs ont décrite sous le nom de *clou hystérique*.

La mère de Mme P***, sans avoir éprouvé
de maladie nerveuse proprement dite, présentait

d'une manière assez évidente le tempérament qui
y prédispose; son père était d'une vivacité extrême,
très-accessible aux passions violentes ; une de ses
tantes maternelles a été très-sujette aux maux de
nerfs.

XX.ᵉ Fait. — M.ᵉ A. L***, âgée de vingt-deux
ans, douée d'un tempérament nerveux-sanguin,
fut menstruée à l'âge de seize ans. Cette première
apparition des règles s'accompagna de violentes
douleurs dans les reins, qui persistèrent avec une
intensité croissante à chaque époque périodique,
et auxquelles ne tardèrent pas à se joindre de véritables accès hystériques. Les moyens les plus
énergiques ont échoué contre cette disménorrhée,
et, pendant plus de deux ans, chaque époque mensuelle a été signalée par des accès de plus en plus
inquiétans, interrompus par des instans de calme,
pendant lesquels la malade avait les membres
roides et immobiles, la tête renversée en arrière,
les yeux fixes, les mâchoires fortement appuyées
l'une contre l'autre, les muscles du cou fortement
contractés, la respiration saccadée, les parois ab-
dominales dures et tendues, surtout à l'hypogastre.
Ces accidens persistaient, mais avec une moindre
intensité, lorsque le sang retenu dans la matrice
s'écoulait spontanément ou par suite des moyens
employés. Après quatre ou cinq jours, époque or-

dinaire de la durée des règles, tout rentrait dans
l'ordre ; Mlle L*** se plaignait seulement pendant
quelques jours encore d'une céphalalgie et d'un ac-
cablement qui diminuaient insensiblement ; la santé
était d'ailleurs fort bonne jusqu'à la prochaine époque mensuelle.

L'état de cette jeune personne résistant invinciblement à tous les moyens thérapeutiques, le mariage fut conseillé, en désespoir de cause. Pendant
les trois premiers mois d'une grossesse qui suivit
de près cette union, il survint de nouveaux accès
hystériques, compliqués de symptômes cataleptiques, dont l'intensité et la persistance nous firent
presque repentir du conseil que nous avions donné.
Cependant, dès le quatrième mois, soit que des
saignées répétées eussent modifié la surexcitabilité
nerveuse, soit que les choses dussent se passer
ainsi, le calme se rétablit. L'accouchement se fit
sans circonstance notable ; mais, au bout d'un an,
les accidens nerveux se montrèrent de nouveau
sous la forme cataleptique, à la suite des chagrins
que cette jeune femme ressentit de la perte de son
enfant.

Depuis cette époque (1840), cette jeune femme
a été, à plusieurs reprises, en proie à des accidens
nerveux variés, mais qui toujours pouvaient être
plus particulièrement rattachés à la catalepsie qu'à
toute autre forme de névrose. Pendant la durée

d'une de ces crises, nous l'avons vue, plongée dans un état extatique, reconnaître les objets ou les personnes, lire même avec beaucoup de précision, et cela, les paupières parfaitement closes, ou paraissant telles du moins. Tout récemment, cette intéressante malade a éprouvé une crise plus violente qu'aucune des précédentes. Parmi une foule d'autres phénomènes bizarres, on a observé un état convulsif de la langue, par suite duquel cet organe, après avoir fait une énorme saillie au dehors, se retirait tout-à-coup et fortement dans l'arrière-bouche, de manière à faire craindre une suffocation.

La mère de Mlle L*** a éprouvé des accidens semblables à ceux de sa fille; une de ses sœurs a été long-temps chlorotique; l'autre a éprouvé plusieurs attaques légères d'hystérie, et plus tard une bien plus violente, après avoir vu sa jeune sœur dans l'état que nous avons mentionné, pendant qu'elle-même avait ses règles. Le père de ces trois personnes était d'une irascibilité peu commune ; le plus léger prétexte suffisait pour développer cette disposition, qui se fait aussi remarquer chez trois de ses frères.

XXIe *Fait.* — Mme S***, âgée de quarante-sept ans, d'un tempérament nerveux-sanguin, habituellement bien réglée, très-sensible aux impressions morales, est sujette aux vapeurs et aux maux de nerfs. Elle a fait plusieurs fausses couches, et n'est parvenue à conserver un seul enfant qu'après quatorze ans de mariage.

A l'âge de trente-cinq ans, Mme S*** se trouvait dans son époque mensuelle, lorsqu'elle perdit sa mère. La douleur qu'elle ressentit de cette perte supprima les règles et occasiona des suffocations et des spasmes, suivis d'une contracture de l'extrémité inférieure gauche.

Depuis lors, malgré que les menstrues se soient rétablies et se soient montrées assez régulièrement, les émotions pénibles ont toujours reproduit des accidens semblables. Nous en avons été témoin plusieurs fois, et notamment en Août 1837, époque à laquelle Mme S*** perdit son mari. La roideur de l'extrémité inférieure gauche persista pendant plusieurs jours ; il y avait en même temps gonflement considérable de la région hypogastrique, trismus des mâchoires, spasme de l'œsophage et du pharynx, impossibilité d'articuler les sons; la peau du membre contracturé était presque insensible. Lorsque ce douloureux événement vint la frapper, Mme S*** attendait ses règles, qui ne se montrèrent pas, et qui ont entièrement disparu.

Douze jours après, les accidens mentionnés commençaient à peine à diminuer, lorsqu'ils reparurent avec une égale intensité, la mort d'un beau-frère qui périt victime d'un assassinat, ayant été annoncée avec peu de ménagemens à M.ᵐᵉ S***.

Un an plus tard, constamment en proie à la douleur morale, tourmentée en outre par des souffrances physiques qui en étaient la conséquence, cette dame perdit son frère, qu'elle avait toujours chéri tendrement, et dont elle avait ignoré la maladie. Les accidens nerveux se manifestèrent à l'annonce de cette fatale nouvelle, et cette fois la contracture de la jambe gauche persista pendant plus d'un mois.

La mère de M.ᵐᵉ S*** était d'une complexion grêle et maladive, d'un tempérament nerveux, d'une sensibilité physique et morale très-développée. Un de ses oncles maternels présentait des dispositions semblables ; il avait des *attaques de nerfs comme une femme.*

L'observation précédente doit rester, sans aucun doute, comme un exemple de surexcitation nerveuse héréditaire ; mais elle nous prouve que certaines névroses échappent invinciblement à une classification méthodique. En effet, les phénomènes maladifs signalés chez M.ᵐᵉ S*** se rapprochent peut-être autant d'une affection tétanique que de toute autre. Mais en remarquant qu'ils ont eu leur point de départ dans la suppression des menstrues, en tenant compte des dérangemens dont ils ont été suivis, et sur lesquels nous aurons nécessaire-

ment occasion de revenir plus tard ; en considérant, enfin, que Mme S*** avait été sujette aux
spasmes et aux vapeurs, qui ne sont autre chose
qu'un faible degré de l'hystérie, nous avons cru
pouvoir rapporter à cette maladie ce fait que nous
avions désigné d'abord dans nos notes sous la
dénomination de paralysie spasmodique, après lui
avoir trouvé quelque analogie sous le rapport des
symptômes et de l'étiologie, avec des faits ainsi
dénommés, et que nous croyons convenable de
reproduire ici, par la seule raison qu'ils sont propres à démontrer l'influence de l'hérédité sur la
production de semblables affections. C'est à ces
faits que nous faisions allusion lorsque nous avons
dit, au commencement du précédent article, que
les convulsions permanentes se trouvaient souvent
désignées sous le nom d'affections spasmodiques.

Willis rapporte une observation d'affection convulsive, remarquable par la multiplicité autant que
par la bizarrerie de ses symptômes, et qui se termina par la mort, après s'être compliquée d'une
fausse paralysie (*spuria*). Le personnage illustre qui
en fait le sujet, était issu de parens qui avaient
présenté des dispositions maladives semblables :
« *Parentibus proavisque aut cerebri, aut nervorum dispositioni aliàs morbidæ obnoxiis* » (1).

_____

(1) *Loco cit.* , cap. 9, pag. 82-85.

Dans une autre observation, dont nous avons déjà mentionné quelques circonstances en parlant de l'asthme essentiel, l'affection convulsive récidiva et s'accompagna d'une paralysie périodique. Après son sommeil, la jeune malade jouissait de la liberté de ses mouvemens, puis pendant la journée elle était prise de spasmes et de contractions involontaires, qui vers le soir étaient remplacés par une résolution complète des membres. Comme nous l'avons dit ailleurs (pag. 105), le père de la malade était sujet à de graves affections du système nerveux. Lorsque Willis fut mandé auprès d'elle, loin d'attribuer son état à une cause surnaturelle, il en trouva la cause dans cette circonstance; car le père était dans ce moment même, et dans la même maison, tourmenté par une maladie semblable. «*Quapropter, dit-il, ut symptomatum istorum causas naturales investigarem, imprimis obvium erat suspicari dominam istam hœreditariè affectionum convulsivarum seminia contraxisse* » (1).

Sous le titre d'*Observation de Paralysie générale incomplète chez un enfant, à la suite d'une vive impression morale*, M Gaultier de Glaubry a publié en 1833 le fait suivant, dont nous présentons seulement une analyse sommaire.

Une jeune fille de cinq ans ressentait depuis

---

(1) *Loco cit.*, pag. 88.

plusieurs jours des douleurs aiguës dans les mâchoires, et surtout dans l'inférieure ; ces douleurs
étaient accompagnées de fièvre, d'agitation d'exaltation dans les idées, etc. Le père de cet enfant,
pensant que son état maladif pouvait dépendre de
la carie de quelques dents petites molaires, la con-
duisit à son insu chez un dentiste. Elle se laissa
d'abord examiner la bouche sans défiance ; mais
voyant bientôt de quoi il s'agissait, et le dentiste
s'étant prononcé sur la nécessité d'arracher une
dent profondément cariée, elle poussa des cris, et
opposa la plus vive résistance, en se débattant
violemment. Son père, qui avait vainement cherché
de la ramener à l'obéissance, perdit enfin patience,
et, poussé à bout par l'indocilité de son enfant, lui
parla d'un ton dur et emporté, la saisit et la main-
tint avec force, pendant que le dentiste enlevait la
dent. Mais bientôt la petite fille, ébranlée par les
manières tout-à-fait inusitées de son père, tomba
dans un état spasmodique général : ses yeux étaient
fixes et largement ouverts ; ses mâchoires appliquées fortement l'une contre l'autre ; une roideur
comme tétanique s'empara du cou, du tronc et des
membres, etc. A ces divers symptômes vint se
joindre une résolution paralytique, qui persista
pendant plus de quarante-huit heures.

Cette petite fille était née d'un père qui, peu
avancé en âge, semblait être un vieillard anticipé,

et d'une mère éminemment nerveuse. Petite, d'une complexion grêle, d'une constitution faible, très-impressionnable, très-développée pour l'intelligence, elle avait été gâtée au-delà de toute expression par ses parens, qui ne savaient lui rien refuser, et qui ne lui avaient jamais fait entendre une parole dure ni même un tant soit peu ferme (1).

§ IV. — Epilepsie.

Un violent accès de colère, une vive frayeur, une forte contention d'esprit, l'abus des liqueurs spiritueuses, les excès vénériens, etc.; telles sont les causes que l'on reconnaît généralement comme capables de déterminer un premier accès d'épilepsie. Ces causes, et bon nombre d'autres qu'il serait superflu d'indiquer ici, sont toutes excitantes de leur nature; elles agissent tantôt directement sur le centre nerveux encéphalique, dont elles ne peuvent évidemment qu'accroître l'excitabilité physiologique, tantôt sur un organe ou une partie du corps qui en est éloignée, et qui transmet sympathiquement à ce centre l'excès de stimulation dont elle a été le siége primitif.

D'après cette donnée étiologique, l'épilepsie, comme l'éclampsie des enfans, doit être distinguée

(1) *Journal Hebdom.*, année 1833, tom. 11, pag. 478.

en idiopathique et en sympathique : à cette dernière il convient de rattacher une variété d'épilepsie décrite par Marshal-Hall sous le nom d'excentrique. Elle prend sa source dans l'irritation des nerfs excitateurs de l'estomac, des intestins ou des organes génitaux, qui, se propageant à la moelle spinale, y détermine, non une altération organique, mais une modification purement fonctionnelle, dont la conséquence est la manifestation des phénomènes qui caractérisent l'épilepsie. Les causes principales de cette affection sont la présence d'alimens indigestes ou de toute autre substance irritante dans l'estomac ou dans les intestins, les excitations exagérées des organes génitaux, etc. Dans son exposé analytique des travaux du physiologiste anglais, M. Guesnard fait observer, avec raison, qu'aucune maladie ne peut mieux éclairer la pathologie du système nerveux excito-moteur; car toutes ses parties, aussi bien que toutes les fonctions qu'il tient sous sa dépendance, s'y trouvent lésées (1). Au reste, tout en reconnaissant la valeur des expérimentations qui ont conduit Marshal-Hall à admettre l'épilepsie excentrique, il est bon de noter que bien long-temps avant lui elle existait de fait dans la science, puisque c'est évidemment à cette variété qu'il faut rapporter plusieurs espèces d'épilepsies

(1) *Journal Hebdom.*, année 1836, tom. 4, pag. 285.

diversement dénommées par quelques auteurs anciens, mais qui avaient leur point de départ dans le tube digestif ou dans l'appareil utérin (1).

Galien cite le cas d'un jeune grammairien qui tombait épileptique toutes les fois qu'il enseignait avec action ou qu'il méditait profondément (2). La contention des facultés intellectuelles, considérée comme cause déterminante de l'épilepsie, peut donner lieu à une remarque assez importante, et qui mérite de nous arrêter un instant.

Il est peu de médecins qui ne sachent que cette maladie était anciennement désignée sous le nom de *morbus comitialis*, qu'on lui avait imposé à cause de l'habitude dans laquelle on était de suspendre l'assemblée des comices aussitôt qu'un des assistans était pris d'un accès épileptique. Cette explication étymologique n'a pas été adoptée par tous les écrivains : Baillou, entre autres, pense que l'épilepsie a reçu cette dénomination, parce qu'elle éclatait pendant la durée des comices, soit à cause de la crainte qui s'emparait des orateurs lorsqu'ils devaient parler dans des circonstances solennelles, soit par suite de l'exaltation ou de la contention que nécessitaient leurs harangues ou leurs délibérations. Après avoir cité quelques exemples qui

(1) Voir Sauvages, *Nosol. méth.*, tom. 1, pag. 581-582.
(2) *De Locis affectis*, lib. 5, cap. 5.

légitiment en partie cette manière de voir, l'auteur invoque le témoignage de Rondelet, qui rapporte avoir vu des hommes remarquables par les qualités de leur esprit, être affectés d'épilepsie lorsqu'ils se livraient à un travail exigeant une trop forte contention (1).

Si nous avons placé ici cette disgression historique, c'est que nous l'avons considérée comme un des élémens propres à démontrer que l'épilepsie est intimement liée à la surexcitation nerveuse. Continuons :

L'épilepsie, surtout lorsqu'elle existe depuis long-temps, se reproduit souvent d'une manière périodique et sans cause déterminante appréciable. Cependant il est assez ordinaire de voir les attaques épileptiques ne se manifester que sous l'influence des causes qui ont d'abord produit la maladie. Van-Swieten rapporte qu'une jeune fille retenue forcément par quelques-unes de ses compagnes, pendant que d'autres lui chatouillaient la plante des pieds, éprouva un premier accès d'épilepsie. Plus tard, la plus légère cause déterminait de nouveaux accès; il suffisait surtout qu'elle vît faire des menaces de chatouillement, alors même qu'elles s'adressaient à d'autres personnes. « *Si titillationis minas tantùm intentari videret aliis, mox cadebat epilep-*

_____

(1) Voir Baillou, *Epid. et Ephemerid.*, lib. 1, pag. 39-40.

tica » (1). Le même auteur parle d'un enfant qui, devenu épileptique à la suite de la frayeur que lui occasiona un gros chien qui sautait sur lui, éprouvait ensuite un nouvel accès toutes les fois qu'il apercevait un gros chien ou qu'il l'entendait aboyer (2). Un soldat monte à l'assaut ; une bombe éclate auprès de lui ; il est frappé d'épilepsie, et guéri au bout d'un an : vingt ans après, la vue des mêmes remparts lui rend les accès (3). Nous donnons depuis long-temps des soins à une dame chez laquelle des peines morales paraissent avoir été la cause déterminante de l'épilepsie; ses accès n'ont rien de régulier ; mais ils se reproduisent presque infailliblement lorsqu'elle s'abandonne pendant quelques jours à des réflexions chagrinantes. Que se passe-t-il dans ces circonstances ? L'encéphale prédisposé, soit héréditairement, soit accidentellement, doit de toute nécessité être plus facilement surexcité par les causes morales qui ont produit une première surexcitation ; de même que les autres viscères de l'économie s'irritent ou s'enflamment plus aisément lorsqu'ils sont soumis aux influences physiques qui les ont une première fois irrités ou emflammés.

(1) *Loco cit.*, pag. 402.
(2) *Ibid.*, pag. 415.
(3) Esquirol, *des Maladies mentales*, tom. 1, pag. 297.

Les symptômes qui caractérisent un accès épileptique sont tellement connus, qu'il est complétement
inutile d'en faire l'énumération. En les envisageant
dans leur ensemble, on pourrait dire qu'ils indiquent seulement un trouble profond de l'innervation, une perturbation de la masse encéphalique :
oui, sans doute; mais ce trouble, cette perturbation, quelle peut en être la source, si ce n'est une
véritable surexcitation? La preuve en est dans
cette irascibilité et cette exaltation des facultés intellectuelles qui précèdent assez souvent l'invasion
des attaques; dans ce caractère fougueux, indomp-
table de la manie furieuse chez les épileptiques,
si sujets à l'aliénation mentale; dans cette irritabi-
lilé et cette susceptibilité physique et morale qui
leur sont si habituelles, et qu'Esquirol dit avoir
constamment observées alors même que les accès
étaient séparés par de longs intervalles; enfin,
dans l'analogie qui existe entre cette affection et
l'acte de la reproduction, que les anciens, et après
eux quelques écrivains médecins ou philosophes,
ont comparé, non sans raison, à une courte épilepsie (1). Or, il est constant que l'excitation exagérée
à laquelle participent toutes les puissances de l'or-

(1) Que cette comparaison ait été faite d'abord par Hippocrate, comme le prétend Aulu Gelle, ou qu'elle appartienne à
Démocrite, selon l'opinion de Galien, elle n'en est pas moins
remarquable par sa justesse.

ganisme, est essentiellement nécessaire à l'accomplissement de cet acte fonctionnel.

Essayons maintenant de déterminer l'influence qu'exerce l'hérédité sur la manifestation de l'épilepsie.

Nous avons dit ailleurs que Louis, dans le mémoire qu'il adressa au concours proposé en 1748 par l'Académie de Dijon, soutint qu'il n'existe ni maladies ni dispositions maladives héréditaires. L'épilepsie n'est pas même exceptée de cette exclusion, et cela, dit l'auteur, parce qu'il a vu dans les hôpitaux un grand nombre d'épileptiques sans avoir jamais pu en découvrir un seul dont les parens eussent été atteints de la même maladie; parce que, ajoute-t-il ensuite, les épileptiques ne se marient pas (1). Il faut convenir que c'est se montrer bien peu sévère, que d'établir des assertions aussi tranchantes sur de semblables preuves. On n'ignore pas que l'épilepsie est une des maladies dont on tient le plus à cacher l'existence dans les familles; et que, d'un autre côté, les renseignemens commémoratifs fournis par des malades renfermés dans les hôpitaux, sont loin de présenter toute la précision qu'ils devraient avoir. La seconde preuve sur laquelle s'appuie Louis, ne saurait avoir aucune valeur lorsqu'il s'agit d'individus qui ne sont devenus épilepti-

(1) Mémoire cité, pag. 51-52.

ques qu'après leur mariage et avant d'avoir procréé
des enfans.

A cette manière de voir, qui a pour elle l'autorité d'un nom justement célèbre, il est aisé d'en
opposer d'autres dont la constante uniformité, depuis les temps les plus reculés de la science jusqu'à
nos jours, prouve incontestablement que l'épilepsie
doit être rangée parmi les maladies héréditaires.
Cette vérité, démontrée par des opinions et des
faits énoncés ou rapportés par Hippocrate (1),
Sennert (2), Frédéric Hoffmann (3), Boërrhaave
et Van-Swieten (4), Vieussens (5), Tissot (6),
Portal (7), Pujol (8), Foville (9) et M. le professeur Piorry (10), cette vérité, disons-nous, est
si généralemént reconnue aujourd'hui, qu'elle n'a
pas besoin de nouveaux élémens de confirmation.
Aussi croyons-nous devoir nous borner à indiquer
les principales sources où ces élémens peuvent être

(1) Voir la citation faite à la pag. 58.
(2) *Loco cit.*
(3) *Loco cit.*, cap 1, pag. 10 et 22.
(4) *Loco cit.*, aph. 1075, pag. 431.
(5) Ouvrage cité, tom 1, pag. 451, 495 et 497.
(6) Ouvrage cité, tom. 3, pag. 27.
(7) *Consid. sur la nat. et le trait. des mal. de famille et des mal. héréd.*, pag. 25.
(8) Ouvrage cité, pag. 303.
(9) *Dict. de Méd. et de Chir. prat*, art. Épilepsie.
(10) Thèse citée, pag. 113.

puisés, et nous abstenir de faire ici l'exposition de trois faits particuliers, pour aborder tout de suite une question dont l'examen terminera les considérations que nous devions consacrer à la maladie qui nous occupe.

La circonstance d'avoir reçu le jour de parens épileptiques est-elle absolument indispensable pour être héréditairement prédisposé à l'épilepsie? Comme on le voit, c'est là une question qui peut se reproduire à chacune des affections dépendantes de la surexcitation nerveuse, et qui a été particulièrement examinée lorsqu'il s'est agi de la danse de Saint-Guy.

Nous réserverions volontiers la qualification d'héréditaire, à l'épilepsie qui affecte les individus dont les parens ou les ascendans ont été, à une époque quelconque de leur vie, atteints de la même affection dont le germe s'est transmis à leur progéniture. Les sujets placés dans de semblables conditions auront, pour ainsi dire, à subir une cruelle fatalité; ils deviendront presque inévitablement épileptiques; mais ce n'est pas à dire pour cela qu'ils soient seuls exposés à le devenir.

Lorsque, au commencement du chapitre précédent, nous avons établi de quelle manière il fallait envisager l'hérédité sous le rapport étiologique, nous avons dit qu'il convenait de reconnaître d'abord l'influence qu'elle exerce sur le développement des

prédispositions maladives, et, en second, lieu celle
qu'elle exerce sur la production des maladies qui,
en définitive, ne sont que la réalisation des aptitu-
des déjà existantes ; nous avons dit aussi que toutes
les fois qu'il serait acquis à l'observation qu'un état
particulier de l'organisme ayant favorisé l'invasion
d'une affection morbide, avait été transmis des
parens aux enfans, ce fait devait suffire pour établir que l'affection en question devait, comme sa
prédisposition, être rapportée à l'influence héréditaire. Enfin, nous avons ajouté que cette distinction
importante, dans la généralité des cas, l'était surtout à l'occasion des maladies qui devaient faire le
sujet de nos études. Disons maintenant qu'elle se
trouve entièrement applicable à l'étiologie de l'épilepsie : en effet, les diverses causes déterminantes
de cette maladie doivent avoir des résultats d'autant plus certains, que l'encéphale et l'ensemble du
système nerveux présenteront plus d'aptitude à la
surexcitation. Or, comme nous ne pouvons révoquer en doute que cette aptitude ne soit susceptible
de se propager héréditairement, il nous est aisé de
concevoir que, par le fait seul de l'hérédité, certains
individus soient plus que d'autres disposés à devenir accidentellement épileptiques, et qu'ils le de-
viennent réellement sous l'influence des causes
efficientes qui n'auraient eu sur eux aucune prise
sans la prédisposition organique dont ils sont doués.

Il est bien vrai que la plupart des faits consignés dans les traités généraux ou spéciaux sont relatifs à des cas d'épilepsie observés sur des sujets nés de parens épileptiques; mais on trouve aussi des faits et des opinions qui peuvent être invoqués à l'appui de notre manière de voir. Voici, entre autres, un passage de Fréd. Hoffmann, que nous tenons à citer parce qu'il nous semble on ne peut plus significatif: *« Neque est ullus morbus, dit-il, magis gentilitius, et qui tam facilè à parentibus in liberos devolvitur, quàm epilepsia : cujus fundamentum in partium nervosarum et membranacearum texturâ nimis sensibili et ad motus anormalos suscipiendos admodùm aptâ, hœreditario jure ad infantes propagatâ, collocandum est »* (1).

Si cette interprétation étiologique n'a pas reçu de l'observation une confirmation aussi complète qu'on pourrait le désirer, ne pourrait-on pas en accuser la négligence que l'on met trop souvent à s'enquérir de tous les renseignemens commémoratifs, ou les difficultés que présente leur recherche, ou bien enfin l'impossibilité absolue de les obtenir? Nous ne saurions en douter un instant.

A l'occasion de la distinction établie pour l'épilepsie héréditaire, le mot de *germe* a été prononcé. Ce mot pourra paraître, sans doute, bien vide de

(1) *Loco cit.*, cap. 1, pag. 10.

sens, à une époque ou l'on n'admet guère que les explications basées sur des preuves matérielles. Disons d'abord que ce mode de confirmation n'a pas toujours fait défaut; que des vices de conformation du crâne ou du cerveau que des kystes, des productions stéatomateuses, cartilagineuses, ont assez souvent appris en quoi consistait le *germe* de l'épilepsie héréditaire. Disons, en second lieu, que, quelque louable que soit le désir de tout expliquer par des preuves qui ressortent du témoignage des sens, il ne doit pas fermer la carrière aux interprétations fournies par l'induction, et que, par conséquent, le *germe* dont il s'agit se trouvera souvent constitué par des dégénérescences des fluides ou des solides, à la source desquelles il sera permis quelquefois de remonter, et dont l'existence n'en sera pas moins évidente, quelque inconnue que soit leur nature. Il est impossible de comprendre autrement la pathogénésie de l'épilepsie héréditaire proprement dite.

Lorsque nous nous occuperons, dans la troisième section de ce chapitre, de l'influence de l'hérédité sur le pronostic des maladies qui résultent de la surexcitation nerveuse, nous aurons à signaler la différence qui existe sous ce rapport entre l'épilepsie héréditaire, telle qu'elle doit être conçue selon nous, et celle qui trouve la cause principale de son développement dans la surexcitabilité ner-

veuse. Cette différence est si notable, que, malgré
l'analogie des désordres qui caractérisent ces deux
états morbides, elle pourrait presque, en suscitant
des doutes sur leur identité, faire refuser le nom
d'épilepsie à celle qui se manifeste accidentellement, alors même que la surexcitabilité nerveuse
héréditairement transmise a décidé cette manifestation. Mais que nous importent les dénominations ?
On ne pourra pas du moins lui enlever celui d'affection convulsive épileptiforme ; on ne pourra
dans aucun cas s'empêcher de reconnaître qu'il
s'agit d'une maladie dans laquelle l'appareil nerveux encéphalique se trouve surexcité au plus
haut degré.

ARTICLE QUATRIÈME.

Surexcitation cérébrale ou intellectuelle.

Les troubles de l'intelligence que nous allons
étudier dans cet article, sont souvent le résultat
d'une surexcitation directe ; mais ils résultent aussi
souvent, peut-être, d'une surexcitation qui a eu
ailleurs son siége primitif, et qui s'est propagée à
l'organe cérébral par voie d'irradiation sympathique. Nous pourrions par conséquent reproduire
la remarque préliminaire faite à l'occasion de
la surexcitation convulsive ; mais il nous suffira
d'avoir mentionné ce fait, dont la vérité ressortira

d'ailleurs des considérations que vont successivement nous fournir l'hypocondrie et l'aliénation
mentale.

§ I. — Hypocondrie.

Depuis que la méthode rigoureuse de l'analyse
a dirigé les élucubrations médicales, cette affection
s'est trouvée dégagée du chaos dans lequel l'avaient
plongée les théories humorales des anciens. Il reste
néanmoins encore deux opinions dominantes dans
la science : l'une, soutenue par Louyer-Villermay
et Broussais, place le siége de l'hypocondrie dans
les viscères abdominaux, en l'attribuant, soit à
une irritation particulière du système nerveux qui
les vivifie, soit à l'inflammation chronique de ces
mêmes viscères ; l'autre, professée par Georget,
MM. Falret, Leuret, et Dubois (d'Amiens), consiste
à regarder le cerveau comme primitivement affecté
dans cette maladie.

Selon le dernier de ces écrivains, dont les recherches nous sont plus particulièrement connues,
l'hypocondrie dépend d'une prédominance de certaines idées, d'une anomalie de l'intelligence, en
d'autres termes ; elle présente par conséquent une
grande analogie avec l'aliénation mentale, dont elle
diffère pourtant, parce qu'elle ne conduit pas à la
démence. Sa marche doit être partagée en trois
périodes bien distinctes.

Dans la première, il n'existe qu'une susceptibilité nerveuse générale, par suite de laquelle les
malades s'exagérant toutes leurs sensations, sont
conduits à s'occuper constamment de la recherche
de leurs maux, et finissent par concentrer leur attention, tantôt et le plus souvent sur les organes digestifs, tantôt sur les organes respiratoires
et circulatoires, dans d'autres cas, enfin, sur le cerveau lui-même. Que cette lésion purement intellectuelle soit toujours primitive, instantanée (et, sous
ce rapport, nous ne pouvons entièrement partager
le sentiment de M. Dubois d'Amiens); qu'elle soit,
au contraire, une conséquence de souffrances légères, mais réelles, comme nous sommes convaincu
que cela a lieu dans maintes circonstances, toujours est-il qu'il y a plutôt excès que défaut de
perfectionnement dans les idées du malade, et que
son erreur dominante ne peut tenir à d'autre élément qu'à une excitation exagérée de la sensibilité
cérébrale.

Dans la seconde période de l'hypocondrie, les
organes sont névrosés, leurs fonctions s'altèrent
plus manifestement, et cela par le fait seul de l'attention qui s'est exclusivement concentrée sur eux.
C'est alors qu'on observe les symptômes bizarres
et multipliés dont nous n'entreprendrons pas de
faire l'énumération.

Dans la troisième période enfin, les viscères qui

n'avaient été jusqu'alors qu'affectés de névroses, s'altèrent dans leur structure, et l'on voit se manifester les désordres fonctionnels qui dévoilent l'existence de phlegmasies ou d'autres altérations chroniques, et le plus souvent incurables dans un ou plusieurs organes de l'économie.

Tel est l'enchaînement que suivent les phénomènes qui caractérisent l'hypocondrie : il nous démontre évidemment que c'est la distinction de la première période qui manque aux descriptions de Louyer-Villermay et Broussais. Cette période une fois admise, et elle l'est généralement aujourd'hui, il n'est pas difficile de concilier des opinions qui paraissent divergentes au premier abord; il n'est même pas tout-à-fait impossible de reconnaître l'hypocondrie des anciens écrivains dans les peintures plus méthodiques tracées par les modernes.

Dans ce rapide aperçu, nous avons pu remarquer que ce n'est pas sans raison que l'hypocondrie doit être placée parmi les affections maladives qui dépendent de la surexcitation nerveuse; l'énumération des causes de cette névrose viendrait encore confirmer cette manière de voir; mais il nous suffira de dire que les circonstances qui préparent ou déterminent son développement, sont absolument analogues à celles qui ont été signalées pour les maladies qui ont fait jusqu'ici l'objet

de notre examen, et que dès-lors elles nous permettent de déduire les mêmes conséquences relativement au mode d'influence que peut exercer
l'hérédité sur la manifestation de l'hypocondrie.

Il est bien vrai que parmi les hypocondriaques
on trouve des individus doués des tempéramens
les plus différens : M. Dubois (d'Amiens) trouve
dans cette circonstance une différence sous le rapport de la prédisposition étiologique, entre l'hypocondrie et l'hystérie, qui doit être plus fréquemment héréditaire, puisqu'elle n'est, comme nous
l'avons dit déjà, que l'exagération de la constitution nerveuse et sanguine; mais il ne nie pas
pour cela que la prédisposition à la première de
ces affections ne puisse se transmettre par voie
d'hérédité. On trouve, au reste, dans les écrits
des anciens et des modernes, des opinions et des
faits bien propres à ne laisser le moindre doute à
cet égard.

Frédéric Hoffmann admet que de toutes les
causes de l'hypocondrie, l'hérédité est celle qui
demande la plus grande attention. Nous citerons
textuellement et en entier le passage qui consa-
cre cette opinion, dans la crainte d'en atténuer la
valeur en le traduisant ou en le scindant. « *Inter*
eas (causas), præcipua debetur animadversio hæredi-
tariæ dispositioni, quæ consistit in eâ partium nervo-
sarum maximè intestinorum, per nativitatem propa-

gatâ constitutione debiliore, quâ illa ad suscipiendos motus irregulares existunt facillima.... hæc proclivitas parentum vitio ad liberos protracta, primum plerumque sicuti plurimorum morborum, ita præsertim passionum hypochondriacarum; præbet fundamentum. Sic parentes hypochondriaci tales generant liberos; atque mater quæ gestationis tempore hystericis motibus cruciata fuit, aut gravioribus animi pathematibus indulsit; parit infantes qui, ætate provectiores ex levissimâ causâ, in flatulentas ac hypochondriacas delabuntur passiones » (1). Voici quelques faits cités par l'auteur à l'appui de son opinion.

Un personnage très-illustre, âgé de quarante-deux ans, d'un tempérament sanguin, d'un caractère gai et sensible, passa les premières années de sa vie au milieu des distractions procurées par de fréquens voyages, et jouit d'une santé parfaite. Mais, plus tard, il fut affecté d'hypocondrie, dont il ne fut jamais complétement délivré, et qui était caractérisée par des flatuosités, des spasmes, une douleur violente au côté gauche du cou, une stupeur paralytique (*stupore paralytodeo*), des troubles dans la vue, des renvois incommodes, etc. Sa mère avait éprouvé les mêmes dérangemens, qui avaient beaucoup nui à sa santé (2).

(1) *Loco cit.*, cap. 6, pag. 68.
(2) *Ibid.*, obs. 47, pag. 77.

Une dame de quarante-huit ans, d'un tempérament sanguin, d'une constitution robuste, née d'une mère hypocondriaque, était sujette à un flux hémorrhoïdal dont la diminution et la suppression occasionées par des malheurs et des chagrins, furent d'abord suivies de douleurs arthritiques, et plus tard d'une hypocondrie qui sévit par des symptômes atroces, etc. (1).

Un jeune homme de vingt-sept ans, d'un tempérament sanguin mélancolique, né de parens mélancoliques et d'un père manifestement maniaque, fut affecté dans sa jeunesse d'une variole qui se compliqua de convulsions. Après s'être adonné à la masturbation, il éprouva, à l'âge de vingt-quatre ans, les premières atteintes d'une mélancolie hypocondriaque, qui se faisait remarquer par des spasmes et des resserremens de l'arrière-bouche, etc. (2).

Louyer-Villermay rapporte également deux observations qui sont propres à démontrer l'influence que l'hérédité exerce sur la production de l'hypocondrie (3). Nous rappellerons enfin le passage de Raulin déja cité (voir pag. 67), ainsi que l'histoire de ce savant hypocondriaque dont nous

(1) *Loco cit.*, obs. 11, pag. 80.
(2) *Ibid.*, obs. 12.
(3) Ouvrage cité, tom. 1, pag. 226; tom. 2, pag. 465.

avons déja fait mention (voir pag. 133), et dans laquelle les circonstances relatives à l'influence héréditaire sont des plus manifestes.

A ces élémens de démonstration nous pouvons joindre deux faits particuliers qui nous paraissent également concluans.

XXII.ᵉ Fait. — M. ***, ancien officier d'infanterie, âgé de cinquante-deux ans, a été sujet dans sa jeunesse, ainsi que nous l'avons dit déjà (voir pag. 113), à des coliques nerveuses vives et fréquentes; de bonne heure aussi, il a présenté dans son caractère des dispositions mélancoliques, qui se sont changées en une véritable hypocondrie à la suite d'une blessure grave qu'il reçut à la jambe. Toutes les fois que la cicatrice de cette blessure devient douloureuse par l'influence de la température humide ou par toute autre cause, il se manifeste chez M. *** un état nerveux difficile à décrire, qui simule successivement plusieurs maladies, enraie les fonctions les plus importantes, et à la production duquel l'imagination du malade a la plus grande part, ainsi qu'a pu s'en convaincre maintes fois M. le docteur G***, praticien vieilli dans l'expérience, et à l'obligeance duquel nous devons la plupart des renseignemens relatifs à ce fait.

Ayant quitté sa ville natale pour habiter un chef-lieu de département, M. ***, d'après le conseil de son médecin, dut se distraire par des occupations qui apportèrent du calme dans son esprit, mais qui ne le mirent pas complétement à l'abri de ses crises nerveuses. Ce fut pendant la durée d'une de ces crises que M. le docteur G*** fut mandé auprès du malade, dont il avait conservé toute la confiance. Il arriva au moment où, dans une consultation à laquelle assistaient des praticiens recommandables, on venait de porter le pronostic le plus fâcheux. M. G*** ne put partager l'avis de ses confrères, et, comptant sur ce que l'expérience lui avait appris dans d'autres circonstances semblables, il voulut rester seul avec M. ***, pendant l'intervalle qui devait séparer une nouvelle consultation fixée au lendemain. Durant cette entrevue, les épanchemens de l'amitié, des larmes abondantes modifièrent d'abord l'état de M. ***. Dans sa conversation, qui se prolongea fort avant dans la nuit, le médecin sut tellement dominer l'imagination du malade, que bientôt celui-ci ne conservait plus que le souvenir de ses souffrances. Enfin, le lendemain, M. *** put monter en voiture et même se promener à pied pendant une partie de la matinée. M. G***, en le quittant la veille, lui avait manifesté le désir qu'il l'accompagnât dans une visite qu'il avait à faire à un établissement d'utilité publique, et lui avait donné l'assurance formelle que son état le lui permettrait.

Devenu depuis près de trois ans le médecin ordinaire de M. ***, nous avons de fréquentes occasions de nous convaincre que, sous plusieurs
rapports, son état maladif doit être rattaché à l'hypocondrie. Ce n'est plus toutefois, comme par le
passé, la blessure de la jambe qui devient le point
de départ de la surexcitation cérébrale, mais bien,
le plus souvent, un état spasmodique de l'estomac
et des intestins, qui entraîne à sa suite l'inappé-
tence, la dyspepsie, des souffrances inexprimables;
inspire au malade des préoccupations constantes,
fait naître et entretient l'idée dominante que les
viscères digestifs, complétement sains d'ailleurs et
exerçant régulièrement leurs fonctions dans l'intervalle des crises, vont devenir, s'ils ne le sont
déjà, le siége d'une altération profonde dont un
principe goutteux supposé ne peut manquer de décider le développement. Il est bien vrai que les grandes souffrances de M. *** ne se manifestent guère
qu'aux approches de la saison froide, et qu'elles
sont parfois précédées ou suivies de douleurs vagues dans les membres; il est vrai aussi qu'une
consultation d'un célèbre professeur de Montpellier,
et quelques autres circonstances, nont pas peu contribué à accréditer dans l'esprit du malade l'idée
de ce vice goutteux, dont l'existence n'est rien
moins que démontrée. Lorsque le spasme se dé-
place et vient se fixer à la tête, c'est alors une

apoplexie, un ramollissement de la pulpe cérébrale que le malade redoute. Lorsque ce même
élément morbide affecte particulièrement les fosses
nasales, il se manifeste assez ordinairement un
coryza, avec rougeur et tuméfaction du nez, et
dans cette circonstance c'est un affreux cancer
dont M. *** entrevoit le développement. Enfin,
lorsqu'une éruption quelconque se manifeste sur la
peau, elle est acceptée, avec juste raison peut-
être, comme un phénomène critique, comme le
résultat d'un effort éliminateur ; et cependant une
desquammation légère est quelquefois envisagée
comme le prélude d'une dartre rongeante. Nous
ajouterons à ces détails abrégés, que M. *** a long-
temps recherché avec avidité la lecture des ouvrages de médecine.

Le père et la mère de M. *** n'ont jamais eu
des maladies nerveuses, mais ils ont présenté à
un degré très-marqué l'idiosyncrasie qui y prédispose. Un de ses frères est hypocondriaque ; sa
sœur est restée long-temps dans un état voisin de
l'aliénation mentale, et est morte hémiplégique.
Ajoutons enfin à ces documens, bien propres à faire
ressortir l'influence de l'hérédité sur la production
de sa maladie, que M. *** a perdu deux enfans
et un petit-fils qui ont succombé à des affections
convulsives.

Si, comme nous l'avons indiqué ailleurs, les

exemples de surexcitation nerveuse se rencontrent rarement chez les habitans des campagnes; ceux que l'on peut observer dans de semblables conditions doivent nécessairement être plus démonstratifs, et c'est pour cette raison que nous mentionnerons ici le suivant.

XXIII.ᵉ Fait. — Pendant les années 1836 et 1837, nous avons été plusieurs fois appelé auprès d'un cultivateur riche, mais sans instruction, d'un caractère vif et pétulant, ayant dans ses manières une bizarrerie remarquable. Il se plaignait de douleurs vagues dont il rapportait le plus souvent le siége au bas-ventre, dans lequel, à son dire, il éprouvait les sensations les plus étranges. Tout indiquait cependant qu'il n'existait de dérangement que dans l'imagination de cet individu, qui, long-temps avant l'époque dont nous parlons, avait d'ailleurs été considéré comme hypocondriaque par un médecin plein de savoir et d'expérience.

Après avoir épuisé les conseils de plusieurs praticiens, ce malade se décida à se rendre à la fête d'un certain saint qui eut jadis dans nos contrées une célébrité analogue à celle de la *sainte Nymphna* dont parle Esquirol dans sa Notice sur le village de Gheel. Il assista, non aux grandes pratiques d'exorcisme, qui sont tombées en désuétude, mais aux cérémonies religieuses célébrées annuellement pour la guérison des épileptiques, des idiots, des maniaques, etc., et rentra dans ses foyers à peu près guéri. Nous l'avons revu sou-vent depuis lors, et il nous a assuré que ses *boyaux* n'étaient plus *brûlés*, qu'il ne ressentait de son *échauffement* que des atteintes légères et rares qui lui permettront d'attendre la saison des eaux ther-males, où il a le projet de se rendre depuis trois ans, dans l'espoir d'une guérison complète.

Les renseignemens que nous avons pu nous procurer sur les parens de cet hypocondriaque, sont complétement négatifs sous le rapport de l'hé-rédité, et il y a tout lieu de présumer qu'un ac-croissement de bien-être et ses conséquences ont été les seules causes d'une affection déja fort ancienne. Mais une circonstance bien remarqua-ble, c'est que les dispositions signalées chez cet individu existent également chez son fils unique. Nous lui avons donné des soins dans plusieurs ma-ladies peu graves, et à la facilité avec laquelle le subdélirium s'emparait de lui en l'absence de toute lésion cérébrale, à ses craintes exagérées, qu'il ex-primait en termes plus convenables que son père, parce qu'il a reçu une certaine instruction; il était aisé de reconnaître une disposition prononcée à la surexcitation nerveuse et une tendance manifeste à l'hypocondrie.

§ II. — Aliénation mentale.

La folie, envisagée d'une manière générale, présente des variétés et des nuances si nombreuses, que, dans l'impossibilité de les passer en revue, nous nous bornerons, en résumant quelques circonstances de son histoire, à démontrer qu'elle est manifestement liée à la surexcitation nerveuse, et que, par suite, l'hérédité peut exercer et exerce réellement un influence sur sa production.

Si nous jetons un coup d'œil sur l'ensemble des causes qui peuvent priver l'homme de sa raison, nous voyons d'abord qu'elles sont physiques ou morales, et que ces dernières sont incomparablement plus fréquentes. Nous voyons, en second lieu, que, si ces deux ordres de causes se réunissent souvent pour produire le même résultat, ce n'est pas constamment le cerveau qui en reçoit les premières atteintes, et quelles vont retentir, dans bien des cas, sur les divers organes qui, en raison du grand nombre de nerfs qu'ils reçoivent, peuvent être considérés comme des centres et des foyers de sensibilité d'où la stimulation s'irradie vers l'encéphale. Enfin, il nous est facile de nous convaincre que, dans bien des circonstances, l'action des causes efficientes a été si légère, qu'il est bien permis de penser qu'elle aurait été nulle sans une disposition organique préexistante qui suffit souvent à elle seule pour déranger l'intelligence.

Quoique, dans certains cas, les désordres qui constituent l'aliénation mentale tiennent à la perception faible et incomplète des impressions, et, par suite, à l'impossibilité dans laquelle se trouvent les aliénés, de fixer leur attention, de saisir les rapports des objets; il suffit d'être témoin d'un accès de folie ou de lire avec attention une observation qui en relate exactement les phénomènes, pour être assuré que bien plus fréquemment la perversion des facultés intellectuelles est une conséquence de l'exaltation de la sensibilité, de la surexcitation directe ou sympathique de l'organe cérébral. N'en trouvons-nous pas d'ailleurs une preuve suffisante dans cette versatilité d'affections, cette mobilité d'idées, cette exhubérance de pensées qui donnent lieu à un délire fugace, et se reproduisant sans cesse; dans cette énergie de l'attention exclusivement arrêtée sur un seul objet, dans ces passions impétueuses qui ne cèdent devant aucun obstacle, dans cette agitation et cette insomnie presque habituelles; dans ces céphalalgies si fréquentes et souvent si atroces, dans cette exaltation de la puissance vitale et cet accroissement des forces musculaires, toutes circonstances qui se rencontrent isolées ou réunies dans les diverses formes de l'aliénation mentale? S'il était nécessaire de produire d'autres preuves à l'appui de cette assertion, nous pourrions aisément les accumuler en empruntant quelques passages de ces descriptions si frappantes, si philosophiques, des divers genres de folies admis par Esquirol. Nous en trouverions dans la monomanie, puisqu'elle est caractérisée par un délire roulant sur un seul objet ou sur un petit nombre d'objets, avec excitation et prédominance d'une passion gaie et expansive ; nous en trouverions dans la manie, dont le délire s'étend sur toutes sortes d'objets et s'accompagne d'excitation; nous en trouverions aussi dans la démence, puisqu'elle n'est le plus souvent que le terme auquel viennent aboutir les autres genres d'aliénation, et dont, pour cette raison, l'examen ne devra être fait que dans la section suivante. Mais nous nous arrêterons particulièrement à la lypémanie ou mélancolie, qui semblerait au premier abord ne pas devoir s'accompagner des phénomènes de la surexcitation; car elle a pour caractère un délire partiel avec prédominance d'une passion triste et depressive.

«Tantôt, dit le profond écrivain dont la science
» déplorera long-temps la perte, les lypémaniaques
» sont d'une susceptibilité très-irritable et d'une
» mobilité extrême. Tout fait sur eux une impres-
» sion très-vive ; la plus légère cause produit les
» plus douloureux effets.... Le froid, le chaud, la
» pluie, le vent, les font frissonner de douleur et

» d'effroi ; le bruit les saisit et les fait frémir ; le
» silence les fait tressaillir et les épouvante.... Tout
» est forcé, tout est exagéré dans leur manière de
» sentir, de penser et d'agir.... Tantôt la sensibilité
» concentrée sur un seul objet semble avoir aban-
» donné tous les organes ; le corps est impassible
» à toute impression, tandis que l'esprit ne s'exerce
» plus que sur un sujet unique qui absorbe toute
» l'attention et suspend l'exercice de toutes les fonc-
» tions intellectuelles. L'immobilité du corps, la
» fixité des traits de la face, le silence obstiné,
» trahissent la contention douloureuse de l'intelli-
» gence et des affections, etc. » (1).

En voilà bien assez pour faire reconnaître les
nombreux points de contact qui existent sous le
rapport de la nature et de la causalité surtout,
entre les affections précédemment étudiées et l'aliénation mentale; et cette analogie nous permet d'apprécier dans le même sens la part d'influence que
peut exercer l'hérédité sur la production de cette
dernière; elle consiste évidemment dans la transmission de cette modalité organique qui rend l'ensemble du système nerveux plus accessible aux
impressions physiques et morales. D'où il suit que
la surexcitabilité nerveuse peut seule favoriser le
développement de la folie, ainsi que le démontrent

(1) Esquirol, *des Mal. ment.*, tom 1, pag. 413-414.

d'ailleurs plusieurs observations rapportées par Esquirol. Une autre circonstance bien propre encore à confirmer cette vérité, c'est que l'on voit quelquefois la folie se déclarer chez les enfans avant que leurs parens n'en aient été atteints eux-mêmes. M. Foville cite le cas d'un jeune homme dont le frère était aliéné, et qui le devint lui-même à la suite du libertinage et de traitemens mercuriels mal dirigés. Le père et la mère de ces deux individus étaient âgés de soixante à soixante-cinq ans; ils n'avaient jusque-là présenté aucun signe d'aliénation; mais dans le cours de la même année, la mère fut affectée d'une profonde mélancolie, et succomba bientôt à une attaque d'apoplexie; le père devint maniaque, et trouva le moyen de se suicider. Après avoir fait remarquer qu'avant la manifestation de la folie chez la mère et chez le père, on ne pouvait pas supçonner de cause héréditaire à celle des enfans, M. Foville ajoute : «Il est vrai-
» semblable pourtant que la même prédisposition
» existait chez les parens et les enfans; elle fut de
» bonne heure favorisée chez ceux-ci par des cau-
» ses excitantes qui avaient respecté leurs parens
» jusqu'à une époque avancée de leur carrière» (1).
Au reste, les individus prédisposés à l'aliénation mentale ne se présentent-ils pas, dans la majorité

(1) *Dict. de Méd. et de Chir.*, prat., art. Aliénation mentale.

des cas, avec les attributs de la constitution nerveuse exagérée, avec des manières toutes particulières qui mettent souvent, même les gens du
monde, à même de prévoir l'invasion future de la
maladie? Nous pourrions en citer quelques exemples, et ils nous seraient fournis par des personnes
qui ont uniquement reçu de leurs parens leur idiosyncrasie nerveuse, tout aussi bien que par d'autres qui ont eu des aliénés dans leur famille.

Il faut en convenir cependant, la prédisposition
héréditaire existe à un degré bien plus marqué chez
les sujets issus de parens qui ont été atteints d'aliénation mentale. C'est là une vérité si incontestablement acquise à la science, qu'il serait superflu de
chercher à la confirmer par les nombreuses observations et par les relevés statistiques consignés dans
les écrits spéciaux sur la matière. Nous ne terminerons pas toutefois cet article sans présenter un
résumé de quelques faits particuliers.

En recueillant nos souvenirs, et en nous aidant
de quelques renseignemens, nous avons pu signaler
dix-neuf cas d'aliénation mentale sur une population de trois mille âmes, et dans une période de
vingt ans. Nous n'en mentionnerons ici que dix,
parce que nous les avons plus ou moins long-temps
observés nous-même, ou que les renseignemens
qui leur sont relatifs présentent plus d'exactitude.

XXIV.e-XXXIII.e Fait. — Ces dix cas d'aliénation ont pour sujets six hommes et quatre femmes,
dont deux n'étaient pas mariés. Six étaient affectés
de manie avec des paroxysmes de fureur plus ou
moins rapprochés (cinq hommes, une femme); deux
étaient mélancoliques (un homme, une femme);
deux autres enfin (femmes), étaient affectés de
monomanie qui présentait chez l'un d'eux (demoiselle âgée) la prédominance du délire religieux
et érotique, dont les accès alternaient et se confon-
daient même assez souvent.

Quatre de ces individus étaient nés d'un père ou
d'une mère aliénée; tous avaient des ascendans aliénés, plus souvent du côté paternel que du côté
maternel, un seul excepté (jeune homme maniaque guéri). Ils sont morts dans un état de démence
ou d'aliénation, et quatre d'entre eux se sont sui-
cidés (deux femmes, deux hommes; trois maniaques, un mélancolique); trois en se précipitant
d'un lieu élevé; le quatrième (fille mélancolique),
en se jetant dans une rivière (**1**).

(1) Nous croyons convenable de compléter les détails dans lesquels nous sommes entré, en reproduisant une note contenant
de précieux documens sur la folie héréditaire, et communiquée,
il y a quelques mois, à l'Académie de Médecine par M. Baillarger.
Ce médecin a cherché à résoudre, à l'aide de la statistique, les
questions suivantes :

1.º La folie de la mère, toutes choses égales d'ailleurs, est-elle
plus fréquemment héréditaire que celle du père?

ARTICLE CINQUIÈME.

Surexcitation névralgique.

Dans les notions physiologiques sommairement exposées au commencement de ce travail, il a été

2.º Dans les cas de folie héréditaire, la maladie de la mère se transmet-elle à un plus grand nombre d'enfans que celle du père?

— 3.º La folie se transmet-elle plus souvent de la mère aux filles et du père aux garçons?

Toutes ces propositions ont été résolues par l'affirmative. M. Baillarger a constaté que sur 453 aliénés, 271 tenaient cette maladie de la mère, 182 seulement la tenaient du père, ce qui fait une différence d'un tiers; que la folie de la mère avait été transmise à plusieurs enfans dans plus du quart des cas, tandis que celle du père l'avait été à peine dans un sixième; enfin, que la folie transmise par la mère portait principalement sur les filles, tandis que celle qui venait du père atteignait surtout les garçons.

M. Baillarger a tiré de son travail les conclusions suivantes:

1.º La folie de la mère, sous le rapport de l'hérédité, est plus grave que celle du père, non-seulement parce qu'elle est plus fréquemment héréditaire, mais encore parce qu'elle se transmet à un plus grand nombre d'enfans;

2.º La transmission de la folie de la mère est plus à craindre pour les filles que pour les garçons; celle du père, au contraire, plus à craindre pour les garçons que pour les filles;

3.º La transmission de la folie de la mère n'est guère plus à craindre pour les garçons que celle du père; elle est, au contraire, deux fois plus à redouter pour les filles.

Un fait bien remarquable, consigné dans la thèse déjà citée plusieurs fois de M. Piorry, vient si évidemment confirmer les

établi que les cordons nerveux possèdent une vie indépendante de leurs centres. Ce fait, mis hors de doute par l'expérimentation, suffit pour admettre *à priori*, que l'aptitude à la surexcitation peut se concentrer sur une division quelconque de l'appareil nerveux, et se manifester par une douleur dont les caractères particuliers constituent des affections maladives distinctes de toute autre, et connues sous la dénomination générique de névralgies.

L'observation journalière démontre que les cau-

---

résultats constatés par M. Baillarger et ceux que nos études nous ont fournis à nous-même sur l'origine de l'hérédité de la surexcitation nerveuse considérée d'une manière générale (voir *Résumé et Conclusions*), que, par ce double motif, nous cédons au désir de le reproduire ici.

De deux frères et une sœur de la même famille, l'un se livra à l'ivresse et périt dans une rue ; l'autre, dans un état de santé prospère, mais entouré de chagrins domestiques, refusa obstinément toute nourriture, et périt un mois et demi après, dans un état de complète anémie. La sœur était remplie de manies, et l'on trouva, lors de sa succession, une foule de petits paquets de choses inutiles dans ses armoires. Le fils de cette sœur périt épileptique et aliéné ; sa fille perdit la raison dans une couche : depuis, elle est devenue hypocondriaque au suprême degré, et manqua se faire mourir de faim. Le fils aîné de cette dame, qui lui ressemblait, est mort à l'âge de huit ans d'une fièvre cérébrale ; un autre enfant avait succombé auparavant à la même affection, et un troisième enfant ne voulut pas prendre le sein et périt. Il n'y a qu'une fille qui ressemble entièrement à son père, du côté du moral, qui ait échappé à cette funeste influence de l'hérédité maternelle.

13

ses des névralgies doivent être rapportées à trois catégories, selon qu'elles agissent sur les centres, sur les épanouissemens ou sur les cordons nerveux. Ces dernières sont le plus ordinairement des causes physiques ou mécaniques, dont l'action, portée directement sur les cordons ou sur les filets nerveux, a pour effet d'augmenter leur sensibilité dans une portion plus ou moins étendue de leur trajet, et de développer ainsi des névralgies. Les influences de cette nature peuvent indifféremment produire ce résultat chez tous les individus; mais il n'en est pas de même pour celles qui vont de prime-abord retentir sur l'encéphale ou sur les extrémités nerveuses, puisque le plus souvent un accroissement inné ou acquis de la faculté de sentir, est la seule condition de leur action. Est-il possible de concevoir autrement les effets produits par les travaux intellectuels, les affections morales, les variations atmosphériques, etc.? et ne voit-on pas dans ces diverses circonstances les névralgies éclater de préférence chez les sujets doués d'une constitution nerveuse, tandis que d'autres en sont complétement exempts, bien qu'ils aient été soumis aux mêmes influences? Au reste, la fréquence des douleurs névralgiques chez les individus sujets aux affections précédemment étudiées, et notamment chez les hystériques et les hypocondriaques, vient à l'appui de cette interprétation étiologique.

Nos recherches dans les écrits des anciens ne nous ont fourni que le fait suivant à l'appui de l'hérédité des névralgies. Une fille de treize ans, non encore réglée, fut affectée d'une violente hémicrânie compliquée de spasmes et de mouvemens convulsifs variés, et qui se termina plus tard par un abcès dans l'oreille gauche. La mère était très-sujette à la céphalalgie et aux douleurs arthritiques (1). Les documens que l'on trouve dans les ouvrages modernes sont peu nombreux, et par conséquent peu satisfaisans. M. le docteur Valleix ne cite dans son *Traité des Névralgies*, récemment publié, que quelques cas isolés pour lesquels l'hérédité a pu être regardée comme cause prédisposante : il est bon de remarquer toutefois que, d'après un relevé emprunté à cet auteur, les névralgies seraient incomparablement plus fréquentes chez les sujets doués d'un tempérament nerveux.

M. Piorry considère la migraine comme pouvant être le résultat d'une disposition héréditaire, et il cite le cas d'un praticien des hôpitaux de Paris, dans la famille duquel, de père en fils, existent des migraines en rapport avec une souffrance nerveuse de l'estomac (2).

Avant de passer à l'exposition des faits particu-

(1) Fréd. Hoffmann, *loco cit.*, cap. 2, obs. 8, pag. 25.
(2) Thèse citée, pag. 116.

liers propres à démontrer que les névralgies peuvent être héréditaires comme toutes les affections nerveuses, nous devons faire mention de l'opinion émise par M. le docteur Jolly à l'occasion des névralgies gastro-intestinales, dont il a si méthodiquement tracé les caractères. « Il n'est pas douteux, » dit cet auteur, qu'il ne faille rapporter à une » conformité particulière du système nerveux de » l'estomac, les gastralgies qui se transmettent par » voie d'hérédité dans certaines familles, ainsi que » j'en ai rencontré un assez grand nombre d'exem- » ples dans ma pratique » (1).

XXXIV.ᵉ Fait. — M. A. L*** (voir II.ᵉ fait) a éprouvé depuis onze jusqu'à vingt ans, et à des époques très-rapprochées, des douleurs atroces dans l'œil gauche : elles survenaient tout-à-coup, sans rougeur, sans inflammation et sans altération de la vue; elles disparaissaient insensiblement après avoir résisté à une foule de moyens. Tous les médecins consultés ont considéré cette souffrance comme névralgique.

La disposition à cette affection persiste encore, puisque dans l'espace de six ans nous l'avons observée trois fois, une fois continue et deux fois intermittente. Mais elle ne se reproduit pas aussi

(1) *Dict. de Méd. et de Chir., prat.*, tom. 9, pag. 51.

fréquemment qu'à l'âge indiqué; elle n'a pas eu un
siége aussi limité, et a présenté plus nettement les
caractères de la névralgie sus-orbitaire.

XXXV.ᵉ Fait. — M.ᵐᵉ *** (voir III.ᵉ fait) est
sujette à la migraine ; elle a éprouvé il y a quelques années une névralgie fixée au sein gauche.
Nous lui avons donné des soins à deux reprises
différentes, pour une névralgie temporale.

XXXVI.ᵉ Fait. — M.ᵐᵉ *** (voir VII.ᵉ fait) a
éprouvé fréquemment des douleurs névralgiques.
Dans l'espace de cinq ans, nous l'avons vue affectée
d'une névralgie faciale intermittente, et une autre
fois d'une otalgie à type rémittent quotidien. Ces
affections ne cédèrent qu'aux antipériodiques com-
binés avec les antispasmodiques.

XXXVII.ᵉ Fait. — Nous avons eu plusieurs fois
occasion de donner des soins à une petite demoiselle, aujourd'hui âgée de onze ans, et qui était
affectée d'une fièvre intermittente tierce ou quarte.
Chaque paroxysme débutait par des douleurs violentes qui avaient leur siége dans les mollets et les
genoux : ces douleurs, presque intolérables pendant le stade de froid, persistaient avec moins d'intensité pendant le stade de chaleur, avec cette
particularité, que la peau des parties qui en étaient

le siége présentait au toucher une température bien inférieure à celle du reste du corps.

La mère de cet enfant nous a offert des phénomènes absolument identiques pendant la durée d'une fièvre bilieuse qui, continue d'abord et accompagnée d'un délire sympathique assez inquiétant, affecta après quelques jours une marche paroxystique régulière. Cette dame est, comme sa mère, douée d'une constitution nerveuse sanguine.

Pour compléter ce fait, nous ajouterons que jusqu'à ce qu'une éducation bien dirigée a pu modifier heureusement son caractère, la jeune personne dont il est question a été sujette à des vivacités et des emportemens suscités par la plus légère contrariété, et qui étaient suivis quelquefois de menaces de suffocation. Son aïeul paternel était irascible à l'excès, et son aïeule du même côté est la mère de la personne qui va faire le sujet de l'observation suivante.

XXXVIII.ᵉ Fait. — M.ᵐᵉ ***, âgée de trente-quatre ans, très-sensible et impressionnable, sujette aux souffrances désignées dans le monde sous le nom de *maux de nerfs,* a éprouvé plusieurs névralgies, et entre autres un tic douloureux de la face, dont elle fut affectée à l'âge de vingt-trois ans, et qui, après avoir persisté pendant près de trois mois avec quelques intervalles de rémission, ne

céda définitivement qu'à l'usage long-temps continué des pilules de Méglin.

La mère de Mme ***, douée d'une exquise sensibilité morale, ayant dans ses manières une vivacité remarquable, est très-sujette aux palpitations,
à la migraine et à la gastralgie. Ces affections, et
surtout la dernière , sont assez fréquemment produites par la contrainte qu'imposent certains usages
sociaux : la vacuité de l'estomac, occasionée par
un retard dans les heures des repas ; une visite
trop prolongée, une conversation ennuyeuse, etc.

XXXIXe Fait. — Mlle T***, âgée de dix-neuf
ans, a été sujette dès son très-jeune âge à des
douleurs névralgiques erratiques qui sillonnaient
tantôt les jambes, tantôt les bras, et qui s'accompagnaient d'un abaissement notable de la température dans les parties qui en devenaient le siége.
Aujourd'hui cette névralgie se fixe de préférence
sur le nerf intercostal de l'un et de l'autre côté, et sa
tendance à se reproduire semble avoir été diminuée
sous l'influence des eaux thermales de Luchon ; ce
qui semblerait indiquer qu'elle est de nature rhu-
matismale.

Cette jeune personne, qui a aussi éprouvé quelques hémicrânies, est la sœur de celle dont l'histoire a été rapportée au paragraphe consacré à la
danse de Saint-Guy. C'est évidemment de sa mère

qu'elle tient cette disposition aux douleurs névralgiques. (Voir XVI.e fait.)

XL.e Fait. — M.lle S***, âgée de dix-neuf ans,
d'une petite stature, d'une constitution délicate,
d'un caractère mobile et impressionnable, est très-
sensible à la douleur physique. Elle a été nourrie
par sa mère, et a eu quelques légères *attaques de
vers.* En 1833, elle fut affectée d'une scarlatine
bénigne, pendant la durée de laquelle nous pûmes
observer une agitation continuelle, du délire, et
même quelques mouvemens convulsifs, quoique
la fièvre et la céphalalgie fussent modérées.

Cette demoiselle est sujette à une gastralgie qui
se reproduit souvent sans cause appréciable, et
qui se calme assez ordinairement par l'ingestion
des alimens ou par l'usage de quelques légers antispasmodiques. Cette affection s'est montrée bien plus
violente et plus tenace dans le mois de Mars 1840.
Les douleurs gastralgiques qui se déclarèrent dans
les intervalles d'une fièvre intermittente tierce, ar-
rachaient des cris à la jeune malade. Il n'y avait pas
lieu de les attribuer au sulfate de quinine, puisqu'elles avaient existé même avec plus d'intensité
avant son administration. Au reste, elles ne tardèrent pas à s'amoindrir et à disparaître sous l'influence d'une médication appropriée.

M.lle S*** est la fille unique d'une dame chez

laquelle la prédominance héréditaire du système nerveux ne peut être mise en doute, et dont l'observation a été déjà rapportée. (Voir XXIe fait.)

XLIe Fait. — Mlle M***, âgée de vingt-deux ans, d'un tempérament lymphatique nerveux, née d'une mère très-sujette à la migraine, et à laquelle nous avons donné plusieurs fois nos soins pour une névralgie temporo-maxillaire, éprouve elle-même assez fréquemment des céphalalgies et des crampes d'estomac. Dans le mois d'Avril 1840, Mlle M*** était convalescente d'une fièvre intermittente dont elle était affectée depuis trois mois, lorsqu'elle commença à ressentir des douleurs vives et déchirantes dans l'estomac. Ces douleurs se manifestaient principalement dans la matinée, et avant le premier repas, diminuaient par la pression, et étaient accompagnées d'anhélation, ainsi que d'une sorte de frémissement incommode à la région épigastrique. Cette affection, qui avait tous les caractères de la gastralgie, ne s'est dissipée qu'après vingt jours d'un traitement dont les bains prolongés, les antispasmodiques et les calmans formèrent la base.

XLIIe Fait. — M. B***, qui nous a déjà fourni une observation de surexcitation névropathique générale (voir IXe fait), est en outre sujet à la migraine, et a éprouvé en 1830 une ophthalmodynie,

dont un affaiblissement de la vue a été la conséquence. Dans les premiers mois de l'année 1840 ,
il a été affecté d'une névralgie fémorale manifestée
en dehors de toute influence extérieure , et qui ,
après avoir résisté pendant long-temps à plusieurs
moyens curatifs , céda aux préparations de morphine administrées par la méthode endermique.

On peut se convaincre que la prédisposition à
la surexcitation nerveuse qui existe chez M. B***,
est bien le résultat de l'hérédité , en consultant de
nouveau l'observation dont il a été précédemment
le sujet. (Voir pag. 91.)

XLIII.e Fait. — M.me X***, indépendamment
des phénomènes de surexcitation spasmodique qui
ont été signalés chez elle (voir XII.e fait), est très-
sujette aux névralgies de la tête et de la face. Cette
affection douloureuse , qui est le plus souvent intermittente , se fixe quelquefois aux reins ou sur
les intestins , et alors elle prend plus particulièrement le type continu. Sa reproduction dans un endroit ou dans un autre est si fréquente , que c'est à
peine si elle laisse quelques mois de calme parfait.
L'amélioration que cette dame éprouva pour les
désordres dont le cœur avait été le siége , ne se fit
nullement remarquer pour son affection névralgique, car, peu de temps après que cette amélioration
fut constatée, M.me X*** fut affectée pendant plu-

sieurs jours d'une surdité presque complète à la
suite d'une otalgie pour laquelle, il est vrai, on
avait instillé, par méprise, une trop grande quantité de laudanum dans l'oreille droite.

XLIV.ᵉ Fait. — Nous avons eu plusieurs fois
occasion de donner nos soins ou nos conseils à une
sœur aînée de M.ᵐᵉ X***, pour des névralgies de
la face ou des intestins. Ces affections sont loin
cependant de présenter la fréquence et la persistance qui ont été signalées dans le cas précédent.

XLV.ᵉ Fait. — M.ᵐᵉ Z***, sœur plus jeune de
M.ᵐᵉ X***, présentant comme elle et comme sa
sœur aînée les attributs de la constitution nerveuse, avec cette particularité, qu'elle est plus
expansive et qu'elle a plus de vivacité dans le
caractère, fit une fausse couche à la suite d'une impression morale instantanée éprouvée au commencement d'une première grossesse. Environ un an
après un premier accouchement heureusement
terminé, cette jeune dame commença à ressentir
dans les lombes des douleurs presque habituelles,
que plusieurs praticiens distingués considérèrent
comme névralgiques. Ces douleurs devinrent de
plus en plus violentes, et dans les premiers mois
de 1840, époque à laquelle la malade fut confiée
à nos soins, leur nature névralgique ne pouvait

offrir le moindre doute ; en effet, elles se reproduisaient chaque jour d'une manière assez régulièrement périodique, et étaient le plus souvent précédées
de frissons. D'autres phénomènes maladifs, qui ne
peuvent être signalés ici d'après la division que
nous avons adoptée, s'étant manifestés à la suite
de ces souffrances, nous renvoyons à la section
suivante le complément de cette observation.

Les dames dont il vient d'être question dans les
trois faits précédens, ont évidemment reçu de leur
mère la prédisposition à la surexcitation nerveuse;
on pourra s'en convaincre en consultant de nouveau les détails qui ont terminé le fait précédemment fourni par Mme X***. (Voir pag. 108.)

SECTION DEUXIÈME.

Influence de l'hérédité sur la production des maladies ou des altérations organiques qui peuvent se présenter comme une conséquence plus ou moins éloignée de la surexcitation nerveuse.

Sans adopter les idées de Lobstein sur l'existence
d'un gaz nerveux susceptible de se mêler au sang
et d'en accroître la vitalité, il est impossible de ne
pas reconnaître les rapports qui existent entre l'appareil de l'innervation et l'appareil vasculaire, rapports tellement intimes, que l'excès ou le défaut

de stimulation de l'un de ces appareils ne tarde pas à se faire ressentir sur l'autre. La coloration de la face, les battemens précipités du cœur sous l'influence d'une vive émotion morale, l'état de souffrance ou de pesanteur dans lequel se trouve l'encéphale à la suite d'un travail intellectuel trop soutenu, la syncope par le fait seul d'une déperdition sanguine trop abondante, et tant d'autres particularités qui accompagnent l'exercice même régulier de nos fonctious organiques, sont autant de preuves de cette réciprocité d'action que nous avons déjà signalée dans une autre partie de ce travail, et sur les nuances de laquelle repose peut-être la pathologie tout entière.

Représentons-nous maintenant l'excitation ner-veuse physiologique successivement accrue pour constituer les diverses formes de surexcitation qui viennent d'être passées en revue, et nous arriverons à cette conclusion, savoir, que, suivant un adage dès long-temps accrédité dans la science, l'afflux du sang doit se faire vers les centres ou les foyers principaux d'innervation toutes les fois qu'ils de-viennent le siége d'une excitation exagérée, et que, d'après une loi non moins incontestable, cet afflux se produisant avec d'autant plus de facilité qu'il est plus souvent répété, devra déterminer tour à tour, et dans des circonstances données, une fluxion ou une congestion sanguine, l'irritation ou la phlegmasie, avec les altérations organiques variées qui en forment ordinairement le cortége.

Les développemens que comportent ces vérités devraient avoir pour base l'autorité des faits sur laquelle nous avons jusqu'ici tâché d'établir nos considérations, et, nous l'avouons à regret, les élémens nous manquent en partie. Ces élémens, en effet, ne peuvent être le fruit que d'une expérience prolongée, et l'on conçoit sans peine qu'il n'a pu nous être donné de les acquérir par une observation appliquée pendant quelques années seulement à des sujets qui pour la plupart ne sont pas arrivés à une époque avancée de leur carrière. A défaut de notre expérience propre, nous aurions pu nous appuyer de celle des autres; mais de longues recherches dirigées dans ce but ne nous ont presque rien fourni de satisfaisant. Persuadé néanmoins que cette partie de notre travail rentre dans la question telle que nous l'avons envisagée, nous tâcherons de la traiter en nous aidant des données générales de la science, et en empruntant quelques circonstances aux faits précédemment cités. Sans doute, les considérations que ces élémens pourront nous fournir seront incomplètes; mais en formant un canevas susceptible d'être rempli par des observations ultérieures, elles nous laisseront du moins la pensée d'avoir satisfait autant qu'il était en notre pouvoir aux exigences du Programme.

Pour faciliter l'exposition des développemens nécessités par cette section de notre travail, il suffira de les présenter successivement dans l'ordre qui a été suivi dans la partie précédente, sans toutefois reproduire l'intitulé des articles et des paragraphes.

La première forme de surexcitation, que nous avons décrite sous le nom de névropathique générale ou protéiforme, ne devra pas nous arrêter ici, par la raison qu'elle n'est, comme nous l'avons dit et répété, que le plus haut degré de la prédisposition aux autres formes vraiment maladives de la surexcitation nerveuse, et que, par suite, sans entraîner particulièrement après elle aucune des affections que nous allons avoir à signaler, elle peut néanmoins revendiquer une part dans la manifestation de chacune d'elles.

A l'occasion de la surexcitation spasmodique, nous avons assez nettement exprimé notre opinion sur l'existence de l'asthme essentiel et sur la nature nerveuse de l'angine de poitrine. Nous n'emprunterons pas de nouveaux argumens au silence ou aux données variables fournies par l'anatomie pathologique; mais les hypertrophies du cœur, le rétrécissement de ses orifices, les ossifications des gros vaisseaux et des artères coronaires, et d'autres altérations de texture auxquelles on a trop souvent peut-être rapporté l'existence de ces deux affec-

tions, nous les signalerons, au contraire, conformément à notre manière de voir, comme pouvant
être dans certains cas les conséquences nécessaires
de la répétition de leurs paroxysmes. Nous en dirons
autant des palpitations nerveuses, et, pour étayer
notre opinion à cet égard, nous rappellerons les dés-
ordres que nous a présentés Mme X*** (XIIe fait),
et qui tenaient tout au moins le milieu entre une
altération organique commençante et une lésion
purement fonctionnelle de l'organe central de la
circulation.

Quant à la surexcitation spasmodique des organes digestifs, nous nous bornerons à rappeler l'observation citée par Pujol, de cette dame dont le
fils fut affecté, pendant vingt ans, de spasmes
généraux qui le réduisirent au dernier degré de
marasme, et qui, après avoir été tourmentée
elle-même par une affection de même nature, succomba à un resserrement complet de l'œsophage,
qui rendit la déglutition impossible. (Voir pag.
112.)

A la forme convulsive de la surexcitation nerveuse ont été rapportées l'éclampsie des enfans, la
chorée, l'hystérie et l'épilepsie : voyons quelles
peuvent être les conséquences pathologiques de
ces affections.

« La première dentition, dit Esquirol, en causant
» des convulsions aux enfans, prédispose à la

» folie (1). Les convulsions , dit ailleurs le même
» auteur , quelle qu'en soit la cause, provoquent
» aussi l'idiotie. Quelquefois il suffit d'une convul-
» sion , d'un accès épileptique, pour arrêter les
» progrès ultérieurs de l'intelligence d'un enfant
» qui jusque-là avait été très-spirituel » (2). Dans
un des faits que nous avons cités, et qui appartient
à Vieussens, il est en effet question d'un enfant
de onze ans qui resta dans un état d'imbécillité à
la suite d'attaques convulsives qui se manifestèrent
à l'âge de sept mois, et qui se reproduisaient fréquemment dans la même journée. (Voir pag. 121.)
Il est impossible de dire si les enfans qui nous ont
fourni les trois faits particuliers rapportés dans le
paragraphe consacré à l'éclampsie, sont fatalement
destinés à confirmer en quelques points l'opinion
précédente ; mais ce que nous savons du moins,
c'est que, chez d'autres jeunes sujets dont nous
n'avons pas relaté les observations parce que les
circonstances relatives à l'hérédité n'étaient pas
aussi évidentes que dans les trois cas précités,
nous avons observé des phénomènes maladifs qui
nous ont paru les conséquences manifestes de
l'éclampsie, et qu'il ne sera pas hors de propos
de mentionner ici.

(1) Ouvrage cité, tom 1 , pag. 72.
(2) *Ibid.*, tom. 2, pag. 341.

14

Un de ces enfans, âgé de sept ans, a conservé à la suite de ses attaques une hémiplégie incomplète du côté gauche. Il peut marcher et mouvoir la jambe et le bras paralysés; mais le premier de ces membres ne peut être fléchi sur la cuisse, tandis que les muscles fléchisseurs de l'avant-bras sont tellement contractés, qu'une force étrangère est nécessaire pour étendre le poignet, ainsi que les doigts, qui sont roides et constamment appliqués contre la face palmaire de la main. La sensibilité de la peau n'est pas anéantie; mais elle est moindre que du côté opposé. Un autre de ces petits malades présenta, après une seconde attaque d'éclampsie, tous les symptômes d'un épanchement séreux dans le ventricule gauche, et succomba rapidement. Il est probable que cette cause occasiona la mort chez les enfans dont il a été fait une mention plus ou moins détaillée d'après Frédéric Hoffmann, les professeurs Baumes et Piorry, M. Brachet et Morgagni. (Voir pag. 121, 122, 123, 125 et 126.) Enfin, un troisième sujet âgé de deux ans, chez lequel l'application d'un cautère à la nuque avait fait disparaître des attaques qui se reproduisaient fréquemment, fut successivement atteint d'une résolution complète des membres, et mourut dans un état d'idiotisme. D'après ces circonstances, nous pouvons établir que la surexcitation nerveuse telle qu'elle a été signalée dans le

très-jeune âge, peut conduire non-seulement à
l'idiotisme et à la folie, suivant l'opinion d'Esquirol,
mais encore que les paralysies partielles, les con-
tractures des membres, les épanchemens cérébraux
peuvent en être les conséquences plus ou moins
rapides.

Des fausses membranes autour du cerveau, des
concrétions de nature diverse dans la substance
de cet organe, des signes évidens d'inflammation
sur les tubercules quadrijumeaux, une hypertrophie de la substance corticale du cerveau et de la
moelle, ou un ramollissement de cette dernière
partie de l'axe cérébro-spinal; enfin, un amas plus
ou moins considérable de sérosité dans le canal
rachidien : telles sont les altérations anatomiques
auxquelles on a attribué la danse de Saint-Guy,
mais que nous regardons, nous, ne fût-ce qu'en
raison de leur diversité, comme les conséquences
de cette affection. Nous nous contenterons, au
reste, de mentionner ces circonstances sans les
faire suivre d'aucun développement, puisqu'il ne
nous a pas été donné de les confirmer par notre
propre observation, et nous passons aux conséquences pathologiques de l'hystérie, sur lesquelles
nous nous arrêterons plus long-temps.

La catalepsie, ou disons mieux, des désordres
qui tiennent plus ou moins de la catalepsie, succèdent assez souvent à l'affection hystérique; l'obser-

vation d'A. L*** nous en a fourni la preuve. (Voir
XX.ᵉ fait.) La plupart des auteurs qui ont écrit sur
les maladies nerveuses, ont en outre remarqué que
les femmes hystériques se trouvaient particulièrement prédisposées à l'aliénation mentale. Depuis
qu'a été recueillie l'observation qui vient d'être
rappelée, la jeune femme qui en est le sujet nous
a mis à même de vérifier la justesse de cette remarque. En effet, à la suite de peines morales qui
ont reproduit chez elle des dérangemens dont elle
était exempte depuis quelque temps, elle a éprouvé
de violentes céphalalgies, pendant la durée desquelles elle se livrait à des actes désordonnés se
rapprochant singulièrement de ceux qui constituent
la folie. Au reste, que la catalepsie, l'aliénation
mentale ou d'autres affections nerveuses succèdent
à l'hystérie, il n'y a là rien qui doive nous sur-
prendre, puisqu'il ne s'agit que d'une forme de
surexcitation substituée à une autre, et qu'une telle
substitution s'observe si fréquemment dans la classe
des névroses. Mais c'est conformément aux principes développés au commencement de cette section,
qu'il convient de rechercher les conséquences pathologiques de l'hystérie, et, sous ce rapport encore, l'observation d'A. L*** viendra nous fournir
des élémens de confirmation.

Peu de jours après que les dérangemens mentionnés plus haut se furent dissipés, cette jeune

femme a éprouvé à l'hypogastre des douleurs qui s'irradiaient vers les aines et le sacrum; l'utérus était développé et sensible à la pression; il existait en même temps un écoulement muqueux et sanguinolent. Cet ensemble de symptômes dénotait bien, sinon une métrite, au moins une irritation vive de l'organe utérin, qui ne présentait pourtant pas de lésion appréciable au toucher. Deux mois après son accouchement, A. L*** n'ayant pas pu continuer d'allaiter son enfant, la menstruation s'était rétablie et avait déjà eu lieu deux fois sans accidens; d'un autre côté, l'état maladif dont il s'agit s'était manifesté en dehors de toute cause excitante extérieure; il n'était donc guère possible de voir en lui autre chose qu'une conséquence des surexcitations antérieures. Cette irritation utérine n'a pas tardé à perdre de son acuité sous l'influence d'un traitement approprié; mais elle persiste encore, comme l'indique une leucorrhée accompagnée d'un sentiment de turgescence et de souffrances obtuses, qui ne sont peut-être que le prélude d'une altération plus profonde.

Trois ans se sont écoulés depuis que nous avons quitté la petite ville qu'habite cette intéressante malade. Dans cet espace de temps, les accidens nerveux se sont reproduits à plusieurs reprises, et en Février 1844 elle a été en proie à ceux que nous avons mentionnés en terminant son observa-

tion. (Voir pag. 153.) Mandé auprès d'elle dans
cette circonstance, nous avons pu constater, par
un examen convenable, que le col utérin, affecté
d'une déviation latérale gauche tellement prononcée, qu'elle doit nécessairement s'opposer à ce que
la conception puisse avoir lieu, présente dans tous
ses points une rigidité remarquable et un véritable
engorgement vers sa partie postérieure.

Mme S***, après les accidens nerveux qui ont
été signalés chez elle (voir XXIe fait), a commencé à ressentir une pesanteur incommode dans
le bas-ventre, et des tiraillemens douloureux dans
les reins et dans le flanc gauche. Il ne se fait aucune
perte; mais l'utérus développé comme dans une
grossesse de deux mois, est dur et sensible à une
forte pression. Ce développement augmente parfois, tantôt à la suite de fatigues corporelles, tantôt
sans cause appréciable; alors il y a de la gêne dans
l'excrétion des matières fécales et des urines. Les
souffrances habituellement ressenties par Mme S***
acquièrent plus d'intensité : il s'y joint des palpitations, des étouffemens, et cet ensemble de symptômes se calme assez promptement sous l'influence
de la saignée générale, à laquelle nous avons été
obligé d'avoir recours quatre fois dans l'espace de
deux ans. Une exploration directe, à laquelle il ne
nous a pas été permis de nous livrer, aurait sans
doute donné plus de certitude au diagnostie; mais

il est bien permis de penser que l'état de M.ᵐᵉ S★★★ ne peut être attribué qu'à un engorgement préparé et entretenu par la surexcitation nerveuse dont l'utérus a été long-temps le foyer. Il est bien vrai que cette dame a fait plusieurs fausses couches ; mais les accidens nerveux utérins remontent à une époque antérieure à son mariage, et par conséquent cette circonstance, loin d'infirmer notre manière de voir, serait, au contraire, de nature à la confirmer.

Tout récemment enfin, nous avons pu constater un boursoufflement hyperhémique du col de l'utérus, ainsi que l'existence de petites granulations rougeâtres au pourtour de son orifice, chez une dame qui approche de l'âge critique, et qui a éprouvé des accidens nerveux variés, dont le point de départ était évidemment dans l'appareil utérin. (Voir XIX.ᵉ fait.)

N'ayant devers nous que les faits consignés dans les archives de la science, nous ferons pour l'épilepsie comme nous avons fait pour la danse de Saint-Guy, c'est-à-dire que nous signalerons seulement les diverses altérations que doivent constamment entraîner à leur suite les attaques répétées de cette affection : telles sont les congestions des vaisseaux cérébraux et notamment des sinus de la dure-mère, les épanchemens apoplectiques, les collections séreuses à la surface des méninges ou

dans les cavités cérébrales, les productions osseu-
ses, hydatiques, squirrheuses, tuberculeuses, etc.

En nous arrêtant seulement à l'hypocondrie et
à l'aliénation mentale dans le quatrième article de
la section précédente, nous n'avons pas voulu établir qu'elles étaient les seules formes morbides par
lesquelles se révélait la surexcitation cérébrale. Il
est d'observation constante, au contraire, que
cette surexcitation existe souvent sans constituer
l'une ou l'autre de ces affections, et disons plus,
sans même donner lieu à des phénomènes que l'on
puisse considérer comme vraiment maladifs, mais
qui, dans bien des cas, n'en sont pas moins les
avant-coureurs de maladies graves du cerveau :
nous voulons parler de l'hydrocéphale aiguë et de
l'apoplexie sanguine, sur lesquelles nous allons un
instant appeler l'attention, en les envisageant l'une
et l'autre comme le résultat plus ou moins éloigné
de la surexcitation nerveuse.

S'il existe quelques divergences d'opinion sur
la nature de l'hydrocéphale aiguë, les auteurs qui
se sont occupés de son histoire sont unanimes pour
reconnaître qu'elle sévit plus particulièrement depuis l'âge de deux à six ans, sur les enfans chez
lesquels on peut observer un développement précoce de l'intelligence, une imagination vive et exaltée, un caractère irritable, une mobilité et une
sensibilité excessives, une propension marquée aux

mouvemens irréguliers et spasmodiques. Ces particularités de l'organisation ne sont-elles pas les
indices les moins équivoques de la surexcitabilité
nerveuse; et s'il est vrai que l'hérédité influe sur
leur production, ne sommes-nous pas en droit de
conclure qu'il doit en être de même pour l'hydrocéphale aiguë, dont elles sont, à tout prendre, les
véritables causes prédisposantes? Il faut bien qu'il
en soit ainsi, puisque plusieurs auteurs ont été té-
moins des ravages exercés par cette affection sur
plusieurs enfans de la même famille : Amstrong et
Undervood entre autres, ont signalé cette circonstance, le premier sur quatre frères, et le second sur
six, qui succombèrent tous à l'âge de deux ans.
Que l'exercice immodéré des facultés intellectuelles
auquel on soumet trop souvent les jeunes sujets,
vienne activer les prédispositions dont ils sont
doués, alors la manifestation de la maladie sera
plus certaine; elle aura été déterminée sans doute
par la cause efficiente précitée; mais il conviendra
toujours de tenir compte de la surexcitabilité nerveuse héréditaire, qui revendique une large part
dans cette manifestation.

Ce qui se passe alors que la surexcitation est
violente, instantanée, et qu'elle va directement retentir sur le cerveau, nous met sur la voie pour
établir que la structure de cet organe doit inévitablement ressentir les atteintes d'une surexcitation.

modérée, mais renouvelée plus ou moins souvent. Supposons un individu héréditairement doué de la surexcitabilité nerveuse, réunissons par la pensée les causes multipliées qui, depuis son bas âge jusqu'à une époque plus ou moins avancée de son existence, auront mis en jeu cette disposition organique, soit en donnant naissance à de véritables maladies, soit en développant les passions, soit enfin en maintenant sa sensibilité dans un état plus ou moins habituel d'exaltation ; est-il possible qu'à la suite de ces secousses réitérées, son cerveau ne soit pas plus accessible à l'action de nouvelles causes excitantes, que celui d'un sujet dont l'organisation aura échappé aux circonstances capables de déterminer une affection morbide quelconque du système nerveux, et que les épreuves de la vie auront toujours trouvé calme ou indifférent? Nous nous trompons fort, ou bien c'est dans cette succession d'ébranlemens, résultats inséparables de la surexcitation nerveuse, que résident dans certains cas les principales conditions pathogéniques du ramollissement de la substance cérébrale et du raptus sanguin qui constitue l'apoplexie.

Nous n'examinerons pas ici la question trop litigieuse encore, de savoir s'il existe une apoplexie nerveuse proprement dite ; nous ferons seulement remarquer que certains auteurs, et entre autres M. Gendrin, dans sa traduction de l'ouvrage

d'Abercrombie, ont étendu cette dénomination à
l'apoplexie sanguine ou séreuse, lorsqu'elle résul-
tait d'un état nerveux. Il ne serait pas difficile de
justifier cette manière de voir par les opinions des
écrivains qui pensent qu'un état spasmodique ou
convulsif du cerveau peut simuler ou décider l'apoplexie ; mais en nous circonscrivant dans les faits
de notre propre observation, voici les documens
qu'ils peuvent nous fournir.

Le père et la mère de M. L*** (X.ᵉ fait), doués
l'un et l'autre d'une susceptibilité et d'une sensibilité nerveuses très-prononcées, meurent apoplectiques à un âge avancé. Le père de M.ᵐᵉ A***
(XVII.ᵉ fait) est d'un caractère sensible, violent
et emporté ; sa constitution est entièrement opposée à celle qui prédispose à l'apoploxie sanguine ;
il a cependant deux fausses attaques, et il meurt
hémiplégique. Le père et un oncle paternel de
M. B*** (IX.ᵉ fait), succombent rapidement l'un
et l'autre à la suite d'épreuves qui ont ébranlé
la sensibilité morale qu'ils possédaient à un degré
excessif.

Les circonstances que nous venons de rappeler
sont peut-être peu décisives, si on les considère
sous le rapport de l'influence héréditaire : en effet,
il ne nous a pas été donné de savoir si le père et
la mère de M. L*** et le père de M.ᵐᵉ A*** étaient
issus de parens doués des mêmes dispositions. Il

n'en est pas tout-à-fait de même pour le père et pour l'oncle de M. B***, puisque déjà la prédisposition morbide se fait remarquer chez deux frères, et qu'elle leur avait été bien évidemment transmise par voie d'hérédité. Toujours est-il d'ailleurs que ces individus ont donné le jour à des enfans qui nous ont offert des exemples de surexcitation nerveuse. Citons enfin avec quelques détails un fait qui nous paraît on ne peut plus concluant dans l'espèce.

XLVIe Fait. — M. ***, ancien ingénieur civil, âgé de soixante-quatre ans, d'un tempérament nerveux sanguin, d'un esprit vif et pénétrant, d'une irascibilité peu ordinaire, a toujours été entraîné par un penchant irrésistible, selon lui, aux jouissances sexuelles. Il était sujet à la céphalalgie, et avait éprouvé à diverses époques des accès de fièvre intermittente qui débutaient par des symptômes spasmodiques.

En 1837, M. *** fut atteint d'une congestion apoplectiforme à la suite de laquelle il conserva dans les membres du côté gauche et dans la langue un léger engourdissement qui ne tarda pas à se dissiper. Dans la persuasion que l'excitation vénérienne n'avait pas été étrangère à la production de ces dérangemens, nous devions chercher à en prévenir le retour ; mais M. *** ne

tint presque aucun compte des recommandations
qui lui furent faites dans ce but, non plus que des
craintes que nous nous étions attaché à lui inspirer, et, vers la fin de la même année, il fut frappé
pendant la consommation de l'acte conjugal, d'une
attaque d'apoplexie, avec perte instantanée de la
parole et hémiplégie complète du côté gauche. La
mort fut la conséquence rapide de cette affection.

M. *** était né d'un père doué d'un caractère
violent et emporté, et qui est mort apoplectique à
peu près au même âge que son fils. Un de ses
frères est hémiplégique depuis plusieurs années.
Une de ses sœurs, présentant au physique et au
moral tous les attributs d'une constitution nerveuse
exagérée, après avoir été long-temps hystérique,
a été affectée de monomanie, et a succombé, peu
de temps après son frère, dans un état voisin de
la démence.

Après ces considérations, qui devaient trouver
ici leur place parce qu'elles se rattachent évidemment au sujet de cette section, revenons aux conséquences éloignées des deux affections qui ont
été particulièrement rapportées à la surexcitation
cérébrale ou intellectuelle.

Les phlegmasies chroniques des organes digestifs, l'hypertrophie du cœur, le rétrécissement de
ses orifices, les épanchemens séreux dans son en-

veloppe séreuse, les tubercules pulmonaires, les fausses membranes et les adhérences pleurétiques; enfin, les ramollissemens, les indurations de la substance cérébrale, aussi bien que les productions accidentelles variées dont elle est susceptible de devenir le siége : telles sont les altérations organiques qui, dans certaines circonstances données, doivent être considérées comme des conséquences éloignées de l'hypocondrie, puisqu'elles constituent sa troisième période. Il est pourtant une remarque à faire à l'égard de cette troisième période, c'est qu'on ne l'observe que très-rarement, et par conséquent, malgré que les désordres purement nerveux simulent souvent les diverses altérations de texture qui viennent d'être énumérées, il ne faut pas trop se hâter de croire à leur existence. Ainsi, chez M. *** (XXII.e fait), quoique l'hypocondrie dont il est affecté existe depuis plus de vingt ans, nous avons la certitude que les organes digestifs ne sont le siége d'aucune lésion matérielle. Il est aisé de prévoir les conséquences qui doivent résulter de cette remarque pour le diagnostic, le pronostic et le traitement.

Indépendamment des congestions sanguines qu'entraînent à leur suite les paroxysmes de fureur si fréquens chez les maniaques, nous signalerons la démence, cette variété de la folie qui est si souvent le terme auquel viennent aboutir toutes les autres, ce tombeau de la raison humaine, comme l'appelle Esquirol. En nommant la démence, nous ne pouvons la séparer des altérations anatomiques du cerveau ou de ses membranes qui l'occasionent constamment, non plus que des paralysies partielles ou générales que l'on n'observe guère que dans cette forme de l'aliénation mentale.

L'inflammation du névrilème, des tubercules, des kystes existant sur le trajet des nerfs douloureux, ont été regardés par quelques auteurs comme les causes des névralgies. Mais il suffit de savoir que ces affections peuvent durer pendant des années entières sans qu'à l'autopsie on ait pu découvrir aucune de ces altérations, pour conclure qu'elles en étaient manifestement des conséquences dans les cas où elles ont été constatées. Nous ne nous arrêterons pas plus long-temps sur ces faits généraux, mais nous ne terminerons pas ces considérations sans faire mention d'une altération organique qui nous a paru avoir eu une affection névralgique pour point de départ.

Les douleurs lombaires dont fut affectée Mme Z*** (XLVe fait), s'accompagnèrent bientôt de fatigue, d'un sentiment de pesanteur dans le bas-ventre, d'une gêne notable dans l'émission des urines, de constipation, d'élancemens partant de l'aine gauche et s'irradiant dans la cuisse du même côté. Ces symptômes indiquaient suffisamment que les

douleurs névralgiques avaient congestionné l'utérus, et le toucher vaginal vint confirmer cette manière de voir, en nous permettant de constater que
la moitié gauche du col, ainsi que sa partie latérale et postérieure du même côté, était le siége
d'un véritable engorgement. Le traitement qui
fut mis en usage avec le plus satisfaisant succès,
vint encore se réunir à toutes les données de l'observation pour prouver que cet engorgement était
bien une lésion secondaire consécutive à l'affection
névralgique. Nous reviendrons, au reste, plus tard
et avec les détails convenables, sur cette circonstance, qu'il faut nous contenter d'indiquer ici.

S'il est vrai que les diverses affections ou altérations organiques qui viennent d'être passées en
revue peuvent se présenter comme conséquences
plus ou moins éloignées de la surexcitation nerveuse, il est nécessaire de reconnaître que l'hérédité exerce sur leur production une influence qui
ne peut pas plus être révoquée en doute que celle
qu'elle exerce sur la production de la surexcitation
nerveuse elle-même. C'est là une déduction logi-
que dont nous aurions pu faire de nombreuses
applications particulières, mais qu'il suffisait d'é-
noncer d'une manière générale en terminant cette
section.

SECTION TROISIÈME.

Influence de l'hérédité sur l'époque du développement, sur la marche, la durée, le diagnostic et le pronostic des maladies qui résultent de la surexcitation nerveuse.

Quoique la surexcitation nerveuse ne consiste qu'en une modification de l'organisme dont il n'est guère possible d'apprécier l'existence que par les phénomènes qui en sont la manifestation, il est constant que l'hérédité lui imprime un caractère de persistance et de ténacité qui ne se fait pas remarquer lorsqu'elle a été acquise accidentellement. Par le seul fait d'une prédisposition générale toujours présente, sans cesse entretenue, mise en jeu et augmentée même par l'action de nouvelles causes excitantes, les maladies qui résultent de la surexcitation nerveuse doivent nécessairement présenter des particularités relatives aux circonstances indiquées au titre de cette section, et sur lesquelles il convient d'appeler un instant l'attention pour compléter la partie pathologique de notre travail.

Il est un assez bon nombre d'affections morbides qui ont pour caractère de ne se montrer qu'à certaines époques de l'existence, et parmi elles il faut ranger la plupart de celles qui ont fait le sujet de nos études. Si, en effet, nous les repre-

nons en sous-ordre, il serait aisé de nous convaincre que chacune ou plusieurs d'entre elles forment
l'apanage presque exclusif d'un âge quelconque, et
qu'on ne les rencontre, pour ainsi dire, que par exception dans d'autres périodes de la vie; mais c'est
là une vérité si généralement reconnue, qu'elle n'a
pas besoin de cette confirmation particulière. Il ne
faut pourtant pas attribuer uniquement à l'influence
héréditaire la loi constante, à peu de chose près,
que suivent dans leur développement les maladies
qui résultent de la surexcitation nerveuse. L'hérédité favorise, sans aucun doute, la production de
toutes ces maladies en général, en ce sens qu'elle
a transmis l'aptitude à les contracter, mais elle
n'en produit aucune en particulier; c'est toujours
l'action des causes occasionelles qui vient mettre
en évidence l'aptitude préexistante et décider sa
réalisation. Or, comme ces causes infiniment variées ne sont pas les mêmes à toutes les périodes
de l'existence; comme, d'un autre côté, leur action
est différemment ressentie, suivant le degré d'accroissement auquel l'organisme est parvenu; l'on
conçoit facilement que la réalisation dont nous parlons ne saurait consister en des phénomènes morbides identiques.

Nous savons déjà qu'il faut admettre l'hérédité
de la prédisposition maladive, et celle de la maladie elle-même, qui n'est que la prédisposition réali-

sée. Il est bien certain que les parens chez lesquels cette réalisation se sera effectuée d'une manière quelconque, ne transmettront pas toute développée à leurs enfans la maladie dont ils ont été atteints eux-mêmes, mais ils leur communiqueront du moins une aptitude plus prononcée à en être atteints à leur tour, puisque les sujets nés dans de semblables conditions, lorsqu'ils sont arrivés à l'âge où la maladie a éclaté chez leurs pères, la contracteront, toutes choses égales d'ailleurs, bien plus facilement que ceux qui ont reçu le jour de parens chez lesquels la prédisposition existait également, mais sans avoir donné lieu à la manifestation de la maladie. On peut par conséquent appliquer aux maladies résultant de la surexcitation nerveuse, cette vérité énoncée par Stahl pour les maladies héréditaires en général : « *Si parentes aliquâ œtate morbum illi œtati congruum insigniter toleraverunt et illo maximè tempore infantem genuerunt ; infans ille quandò illi œtati pariter appropinquari ipsi contigit, affectui illi eidem familiariùs atque certiùs expositus observatur* ». (1).

Ainsi donc, une triple causalité influe sur la détermination de l'époque à laquelle se développent les maladies qui résultent de la surexcitation nerveuse, à savoir : l'hérédité, l'action des causes

(1) *Disput. Med. — De Morborum œtatum fundamentis.*

occasionelles et le degré d'accroissement de l'organisme. Il faut bien qu'il en soit réellement ainsi,
car, que la prédisposition générale à ces maladies
soit héréditaire ou acquise, leur développement
ne se fait pas suivant un ordre différent. L'évidence de cette assertion ressortira de l'exemple
suivant.

Supposons deux jeunes filles, l'une prédisposée
par voie d'hérédité à la surexcitation nerveuse,
l'autre, au contraire, chez laquelle cette prédisposition native n'existe pas. La première aura franchi
l'époque de son enfance sans avoir éprouvé les
affections convulsives qui appartiennent à cet âge
de la vie, et cela uniquement parce que les causes
excitantes auront fait défaut à l'aptitude dont elle
est douée ; la seconde aura été également exempte
de ces affections, mais par la raison que son organisation a résisté à l'action des causes provocatri-
ces. L'éducation physique et morale de la jeune
fille prédisposée aura été convenablement dirigée,
tandis que chez celle qui ne l'est pas, elle aura eu
pour but inévitable de faire prédominer l'appareil
de l'innervation. Bientôt chez ces deux jeunes filles
l'on verra se développer les phénomènes de la
surexcitation protéiforme, avant-coureurs de l'hystérie, dont elles seront également atteintes l'une et
l'autre à l'époque de la puberté. Voilà avec deux
prédispositions analogues, quoique différentes d'ori-

gine, deux résultats pathologiques absolument
semblables; mais ce n'est pas seulement parce
qu'elle était héréditairement prédisposée, que la
première de nos jeunes filles a été affectée d'hystérie; cette affection s'est manifestée chez elle
comme chez sa compagne, parce que, comme elle,
elle a été soumise à l'action de causes déterminantes identiques; parce que, comme elle, elle était
parvenue à cette époque de la vie où la surexcitation nerveuse se produit sous la forme hystérique
plutôt que sous toute autre forme maladive.

Ce qui se passe pour l'hystérie, on l'observe
également pour la plupart des autres maladies résultant de la surexcitation nerveuse; et s'il était
nécessaire d'insister davantage sur ce sujet, nous
pourrions certainement multiplier les exemples
analogues au précédent.

L'époque à laquelle se développent les maladies
qui peuvent se présenter comme conséquences
plus ou moins éloignées de la surexcitation nerveuse, se trouve assez généralement décidée par
les influences combinées que nous avons signalées,
et auxquelles viennent assez souvent se joindre
comme circonstances plus décisives encore, la
violence de la surexcitation et sa répétition plus
ou moins fréquente. C'en est assez pour indiquer
que la participation de l'hérédité au développement
de ces affections secondaires est absolument sem-

blable à celle qu'elle prend dans le développement
de la surexcitation nerveuse elle-même.

Considerée pour chacune d'elles en particulier ,
la marche des maladies qui sont constituées par
une excitation exagérée du système nerveux ne
présente aucune particularité relative à l'hérédité.
Mais si nous envisageons la surexcitation nerveuse comme un fait pathologique isolé , nous
voyons que les formes variées sous lesquelles elle
peut se présenter se succèdent ou se remplacent
assez fréquemment, et qu'il en est de même pour
les affections morbides susceptibles d'être rapportées à chacune d'elles. Cette circonstance, déjà signalée plusieurs fois dans la première section de
ce chapitre, on ne l'observe pas aussi constamment
lorsque les névroses se manifestent en dehors de
la surexcitabilité héréditaire ; c'est asssz faire pres-
sentir qu'elle est due à cette prédisposition générale
dont chaque maladie antécédente est venue en
quelque sorte renforcer la puissance pathogénique ;
c'est assez dire , enfin , qu'en dernière analyse il
faut l'attribuer à l'influence de l'hérédité.

Ce que nous venons de dire de la marche, s'applique naturellement à la durée de la surexcitation
nerveuse., qui ; dans les cas où elle dépend de la
surexcitabilité héréditaire , sera toujours plus persistante sous une forme ou sous une autre , que
dans ceux où elle sera la manifestation de cette

modalité organique acquise accidentellement. Nous
devons même ajouter que chacune des affections
susceptibles d'être rattachées à la surexcitation
nerveuse, peut donner lieu à une semblable remarque relativement à sa durée et à la fréquence
de ses récidives.

Les développemens qui viennent d'être présentés
sur la marche et sur la durée de la surexcitation
nerveuse considérée d'une manière générale ou
particulière, ressortent évidemment des faits exposés dans la première section de ce chapitre.
Sans emprunter à l'ensemble de ces faits toutes les
circonstances qu'ils pourraient nous fournir à l'appui
de cette assertion, contentons-nous de rappeler que
chez cinq sujets qui nous avaient fourni d'abord
des exemples de surexcitation névropathique protéiforme ou de surexcitation spasmodique (II.e, III.e,
VII.e, IX.e, XII.e fait), nous avons plus tard observé des affections névralgiques variées (XXXIV.e,
XXXV.e, XXXVI.e, XLII.e, XLIII.e fait); que
chez A. L*** (XX.e fait), nous avons vu des
symptômes cataleptiques, et plus tard un commencement d'aliénation mentale, remplacer une affection hystérique dont les attaques avaient été précédemment si fréquentes; que chez M.me S.*** enfin
(XXI.e fait), les troubles de l'innervation se sont
reproduits quatre fois sous la même forme, toujours sous l'influence de causes déterminantes de

même nature, et cela dans un espace de temps assez limité.

Les phénomènes symptomatologiques variés par lesquels se dévoile la surexcitation nerveuse, sont généralement assez bien nettement dessinés pour qu'à l'aide d'une observation attentive on puisse éviter de confondre entre elles les individualités morbides qui viennent se rattacher à chacune de ses formes principales. Du reste, si cette confusion est possible quelquefois, ce n'est pas à l'hérédité qu'il appartiendrait de fournir des élémens propres à la faire cesser, tandis que dans d'autres circonstances relatives à l'histoire pathologique de la surexcitation nerveuse, et que nous allons signaler, l'appréciation de cette particularité étiologique peut fournir de précieux documens pour établir positivement un diagnostic différentiel.

La concentration vicieuse de la sensibilité sur un viscère quelconque de l'économie, peut en imposer pour une altération de texture, et cette erreur de diagnostic peut, à son tour, conduire à une thérapeutique irrationnelle. Baillou a vu une hypocondrie, avec éréthisme nerveux fixé sur les voies respiratoires, traitée pendant plusieurs jours pour un catarrhe pulmonaire. Nous avons vu que chez M. *** (XXII.ᵉ fait) l'état spasmodique fixé alternativement sur l'estomac ou les intestins, sur le poumon ou sur le cerveau, donnait lieu à des

désordres fonctionnels qui faisaient aisément croire
à l'existence d'une altération profonde de ces organes. Au moment même où nous rédigeons ces
lignes, M. ***, qui vient d'être atteint d'une crise
nerveuse, nous fournit tous les jours l'occasion de
vérifier la justesse de cette remarque. Les souffrances qu'il accuse tour à tour dans l'une des
trois grandes cavités splanchniques, sont intolérables ; il est impossible, à son dire, de s'en faire
une idée ; elles le plongent, il est vrai, dans le
plus profond découragement, et c'est à peine si,
quand nous arrivons auprès de lui, le malade peut
nous parler et nous présenter son bras. Que pourraient les agens thérapeutiques les plus actifs contre
cet ensemble de symptômes si alarmans au premier
abord ? Rien, certainement ; tandis que pour les
atténuer il suffit de présenter, dans une conversation suivie, des argumens qui, rompant insensiblement le cercle vicieux dans lequel se renferme
l'imagination, substituent souvent des pensées riantes à des pensées sinistres, remplacent parfois le
désespoir par l'espérance, qu'ils contribuent à faire
naître de nouveau et à entretenir autant que cela
est possible. Aurions-nous été aussi intimement
convaincu de l'opportunité de cette thérapeutique
morale, presque exclusivement réclamée par la
nature de la maladie, si, avant d'avoir été appelé
à donner nos soins à M. ***, nous n'eussions été

instruit de la prédisposition héréditaire qui existe chez lui et qui s'est déjà réalisée depuis longues années ? Nous ne le pensons pas.

Louyer-Villermay a vu des accès purement nerveux simuler une inflammation aiguë ; l'on sait que les gastralgies anciennes peuvent facilement faire croire à l'existence de gastrites chroniques ; l'on sait aussi que les palpitations nerveuses peuvent en imposer pour un anévrisme ou pour toute autre altération organique du cœur, ainsi que Corvisart et Laennec en citent des exemples. A cette dernière occasion nous rappellerons que chez Mme X*** (XIIe fait) les palpitations si violentes et les désordres qui les accompagnaient auraient pu facilement faire établir un diagnostic erroné à la rectification duquel devait nécessairement concourir la connaissance d'une prédisposition héréditairement acquise.

Il est évident que dans des cas semblables à ceux qui viennent d'être signalés, et dont il aurait été inutile de multiplier les exemples, les données fournies par l'observation directe contribuent souvent à éclairer le diagnostic; mais il faut reconnaître pourtant que si dans ces situations embarrassantes la connaissance de la surexcitabilité nerveuse héréditairement transmise est acquise au praticien, il sera, par ce seul fait, placé sur la voie qui doit le conduire à la vérité. Ce renseignement anamnestique, dont l'observateur attentif ne doit jamais négliger de s'enquérir, lui sera encore d'un puissant secours dans cette période de transition qui précède la manifestation des diverses altérations organiques dont la surexcitation nerveuse est si souvent le point de départ, car dans mainte occasion il le mettra en possession de ressources thérapeutiques qui, presque exclusivement adressées au véritable élément pathogénique, pourront peut-être encore s'opposer efficacement au développement définitif de conséquences trop souvent irrémédiables. Disons enfin que la connaissance de la surexcitabilité nerveuse héréditaire, une fois acquise au praticien, il est mis à même de prévoir les affections morbides dont cette prédisposition favorisera successivement la manifestation à mesure que se fera l'accroissement de l'organisme, et que ce diagnostic par anticipation le conduira à une médecine prophylactique, dont nous ferons bientôt ressortir l'importance.

Il est extrêmement rare que les maladies qui résultent de la surexcitation nerveuse présentent un caractère de gravité capable de compromettre directement l'existence; mais nous savons que la prédisposition héréditaire leur imprime une persistance et une ténacité qui acquièrent un degré plus prononcé, et se changent, pour ainsi dire, en une incurabilité définitive, alors que la surexcitabilité

nerveuse transmise par les parens, au lieu d'être
restée chez eux à l'état de simple prédisposition,
a favorisé l'invasion de certaines individualités morbides ; nous savons aussi que la plupart de ces
affections ont assez souvent pour effet d'entraîner
à leur suite des altérations plus ou moins profondes, mais généralement graves : il suit de là que
leur pronostic doit être basé sur ces deux considérations fondamentales.

La persistance de la surexcitation nerveuse envisagée d'une manière générale, la facilité et la fréquence avec lesquelles se reproduisent les diverses
maladies qui en résultent, tiennent évidemment
à la surexcitabilité transmise héréditairement. C'est
là un fait qui ressort assez des détails précédemment exposés, et notamment de ceux dans lesquels
nous sommes entré à l'occasion de la marche et de
la durée, pour que nous n'y insistions pas davantage. Quant à ce que nous avons dit de la durée
plus prolongée et de la presque incurabilité des
affections qui ont pareillement existé chez les parens, nous pouvons le confirmer en prenant particulièrement l'épilepsie pour exemple. Nous avons
déjà signalé, dans la première section de ce chapitre, la distinction qu'il convenait d'établir entre
l'épilepsie existant chez des sujets qui n'avaient
reçu de leurs parens que la prédisposition générale
à la surexcitation nerveuse, et celle que l'on ob-

serve chez des individus nés d'un père ou d'une mère épileptique. Cette distinction mérite surtout d'être conservée sous le rapport du pronostic : en effet, tandis que la première de ces affections, qui est le plus ordinairement sympathique, cèdera à un traitement convenablement institué, ou disparaîtra même par le seul progrès de l'âge, la seconde, qui est le plus souvent idiopathique, qui tient à un vice organique qu'on ne peut empêcher de se développer, de même qu'il est impossible, suivant la judicieuse comparaison de Van-Swieten, de s'opposer à ce que les dents et la barbe, dont les rudimens étaient cachés dans l'économie, se montrent à certaines époques déterminées de l'existence ; la seconde, disons-nous, déjouant les plus puissantes ressources thérapeutiques, donnera lieu presque constamment aux diverses altérations de texture qui sont les conséquences nécessaires de la répétition de ses accès. L'on conçoit combien doit être différent, dans ces deux cas, le jugement qu'il s'agit de porter. Ce que nous venons d'établir pour l'épilepsie, peut s'appliquer également à d'autres affections, et surtout à l'hypocondrie et à l'aliénation mentale.

Toutes les maladies ou altérations organiques sur lesquelles nous avons appelé l'attention dans la section précédente, sont de nature plus ou moins grave, soit parce qu'elles portent rapidement atteinte à l'existence , soit parce qu'elles nuisent pendant un temps plus ou moins long à l'exercice régulier d'une ou de plusieurs fonctions physiologiques. S'il est vrai, comme on ne peut en douter, que ces conséquences pathologiques se développent d'une manière d'autant plus certaine et inévitable, que la surexcitation nerveuse initiale aura été plus violente, plus persistante, et qu'elle se sera reproduite plus fréquemment ; s'il est vrai, comme il faut également l'admettre, que ces caractères de la surexcitation se trouvent essentiellement liés à la prédisposition héréditaire dont elle est la manifestation, il est nécessaire d'en conclure que cette circonstance étiologique rejaillit évidemment sur la gravité du pronostic que l'on est en général fondé à porter des maladies qui nous occupent, maladies auxquelles on peut appliquer (avec quelques restrictions toutefois sous le rapport de la léthalité) ce que Sydenham disait de l'hypocondrie et de l'hystérie, considérées par lui comme une individualité pathologique dont la dénomination seule devait changer chez l'homme et chez la femme, et à laquelle se rattachaient toutes les névroses : « *Non lethalis est suâ naturâ, sed malorum subsequentium vi* ».

RÉSUMÉ ET CONCLUSIONS.

Les faits à l'aide desquels nous avons tâché de démontrer l'influence de l'hérédité sur la production des maladies qui sont une conséquence immédiate de la surexcitation nerveuse, sont au nombre de 102 : parmi ces faits, il en est 45 qui nous sont propres; les autres, qui ont été cités en partie, ou dont les sources ont été indiquées, appartiennent à différens auteurs.

Les chiffres ne peuvent tout au plus fournir que des données approximatives, et par conséquent insuffisantes pour faire apprécier convenablement les phénomènes essentiellement variables de notre organisation : nous sommes convaincu, autant qu'on puisse l'être, de cette vérité, et cependant nous sentons la nécessité d'entrer ici dans quelques détails d'analyse numérique, non pas dans la prétention d'établir des *lois*, mais uniquement dans le but de faire ressortir la valeur des documens sur lesquels se trouvent appuyées les considérations qui ont fait le sujet de la I.re section de ce chapitre.

Et d'abord, pour les faits de notre propre observation, il suffira de rappeler qu'ils ont été recueillis dans une petite localité, sur une population peu nombreuse, et dans un espace de temps limité, pour détruire l'objection qui se baserait sur le petit nombre de cas observés.

Quant aux 57 observations empruntées aux auteurs, sans que nous puissions fixer exactement le
nombre de faits que nous avons dû compulser pour
les rassembler, il est si considérable, que l'objection
précédente serait sans réplique, s'il ne fallait leur
accorder que leur valeur numérique comparative.
Mais de cela seul que l'influence héréditaire n'est
pas mentionnée dans une observation détaillée,
est-on en droit de conclure qu'elle n'a pris aucune
part dans la production de la maladie décrite? Non,
sans doute; il faudrait rigoureusement pour cela
que la non-existence de cette influence étiologique
eût été formellement indiquée. En effet, comme
nous l'avons signalé ailleurs, les circonstances relatives à l'hérédité font souvent défaut à l'observateur, soit qu'il néglige de s'en enquérir, soit
qu'elles demeurent ignorées des malades ou qu'elles
aient échappé à leur mémoire. N'est-il donc pas
juste de faire entrer ces lacunes en ligne de
compte? Prenons un exemple qui mettra dans tout
son jour la vérité de ce que nous avançons.

Dans les six chapitres que Fréd. Hoffmann a
consacrés aux maladies nerveuses, il rapporte 56
observations. On a lieu de s'étonner que l'hérédité
ne se trouve mentionnée que dans 7 de ces faits
particuliers, alors surtout que dans ses descriptions
l'auteur a maintes fois insisté sur son influence, qui
serait singulièrement restreinte par ses propres ob-

servations, considérées seulement sous le rapport numérique. Mais dans une seule des 49 observations restantes, Hoffmann indique que le malade était *né de parens sains* (1), et dans une autre, que le père était phthisique (2). Nulle part ailleurs il n'est dit que les sujets fussent issus de parens qui n'avaient jamais présenté des dispositions à la surexcitation nerveuse. Si l'on réfléchit sérieusement à ces particularités, on sera porté à attribuer le silence d'Hoffmann aux circonstances signalées plus haut, plutôt qu'à conclure de ce silence même à la non-existence des dispositions organiques qui ont pu avoir leur part dans l'étiologie de la maladie observée.

L'aptitude à la surexcitation nerveuse étant héréditaire ou acquise, l'on pourrait se demander si les auteurs et nous-même nous n'avons pas rapporté à l'une ce qui était l'effet de l'autre; si, en d'autres termes, dans les cas empruntés à des sources étrangères, comme dans ceux qui nous appartiennent, les phénomènes de la surexcitation nerveuse, au lieu d'être véritablement le résultat de l'influence héréditaire, ne pouvaient pas tout aussi bien être attribués à des conditions tout-à-fait accidentelles. Pour répondre à cette objection, nous

---

(1) *Loco cit.*, cap. 3, obs. 3.
(2) *Ibid.*, cap. 6, obs. 10.

ne pouvons nous appuyer, comme on le conçoit bien, que sur les faits fournis par notre propre observation.

La distinction à établir entre la surexcitabilité nerveuse héréditaire, et celle qui se développe accidentellement, présente, ainsi que nous l'avons signalé ailleurs, des difficultés ; mais elles doivent cependant disparaître dans un assez bon nombre de cas. Toutes les fois, par exemple, qu'il s'agit d'enfans en bas âge ou d'individus qui vivent éloignés des conditions qui ont pour effet de préparer à la longue une excitabilité exagérée de l'appareil nerveux, il faut bien la rapporter à l'influence héréditaire, si celle-ci est mise hors de doute par l'existence antécédente chez les parens, de dispositions organiques ou de maladies semblables à celles qu'on observe chez leurs descendans : à plus forte raison est-on fondé à reconnaître cette influence, quand on peut faire des observations analogues sur deux ou plusieurs individus de la même famille. Les faits particuliers qui ont été rapportés nous semblent réunir ces élémens de conviction, parce que, dans l'immense majorité des cas, pour ne pas dire dans tous, nous n'avons pu, après un examen rigoureux, faire intervenir aucune de ces conditions que nous savons développer insensiblement l'aptitude à la surexcitation nerveuse.

En cherchant maintenant à pénétrer plus avant

dans la connaissance des particularités relatives à
l'histoire pathologique de la surexcitation nerveuse,
héréditaire, voici les principaux résultats fournis par.
l'analyse des faits empruntés aux auteurs, réunis
à ceux que nous avons pu recueillir nous-même.

Sous le rapport du sexe, les phénomènes de la
surexcitation nerveuse ont été observés 22 fois
chez des hommes, 43 fois chez des femmes, 5 fois
chez des garçons, 16 fois chez des filles, 7 fois
chez des enfans en bas âge du sexe masculin,
9 fois chez des enfans en bas âge du sexe féminin.

Relativement à l'origine de l'aptitude héréditaire
réalisée sous une forme maladive quelconque,
nous avons constaté, sur 90 cas susceptibles d'une
appréciation exacte à cet égard, que cette aptitude
avait été transmise 54 fois par la mère seule,
15 fois par le père seul, 15 fois par le père et la
mère réunis ; qu'enfin, dans les 6 cas restans qui
se rapportent exclusivement à l'aliénation mentale,
l'hérédité remontait aux ascendans paternels ou
maternels atteints de cette affection, tandis que le
père ou la mère n'avait présenté qu'une prédisposition plus ou moins manifeste.

L'existence de névroses diverses chez les parens
ou chez les ascendans, favoriserait la transmission
de la prédisposition à la surexcitation nerveuse,
et, par suite, la production des maladies qui en
résultent, bien plus souvent que l'existence de cette

prédisposition organique seule. Ainsi, sur 70 faits
qui ont pu être analysés sous ce rapport, nous
avons signalé dans 19 cas seulement une prédominance diversement désignée de l'appareil de l'innervation, tandis que dans les 51 cas restans, il
s'agissait d'affections morbides qui étaient les conséquences immédiates de la surexcitation nerveuse.

Il en est de même pour les résultats de l'hérédité
considérés en eux-mêmes; c'est-à-dire que l'influence
de cette cause a été démontrée par l'existence de
maladies variées, bien plus fréquemment que par
des phénomènes non encore assez prononcés pour
constituer des états maladifs proprement dits, et
que nous avons rapportés à la surexcitation névropathique générale. Il ne pouvait guère en être
autrement, surtout pour les faits puisés à des sources étrangères, puisque l'aptitude à la surexcitation
nerveuse ne devient guère le sujet de l'observation
médicale qu'alors qu'elle s'est réalisée sous une
forme réellement maladive.

Dans la deuxième section de ce chapitre, nous
avons successivement signalé les maladies et les
altérations de texture qui pouvaient se présenter
comme conséquences plus ou moins éloignées de la
surexcitation nerveuse. Un fait physiologique de la
plus haute importance, savoir, la corrélation intime
qui existe entre l'appareil nerveux et l'appareil vasculaire, a servi de base et de point de départ à nos

développemens, qui ont eu pour but de rapporter
à chaque forme principale de la surexcitation nerveuse ou à chacune des maladies constituées par
elle, les résultats pathogéniques qu'elles pouvaient
entraîner à leur suite. Si les données de la science
nous ont fait défaut au point de vue de l'influence
héréditaire, nous avons pu du moins, à l'aide de
circonstances empruntées aux faits précédemment
exposés, et d'une observation particulière rapportée
avec détail, démontrer que cette influence, déjà
admise pour la production de la surexcitation nerveuse initiale, devait l'être logiquement pour celle
des maladies ou altérations organiques qui en étaient
les conséquences.

Dans la troisième section, enfin, nous avons tâché,
d'après des déductions logiques confirmées par les
données de l'observation, de déterminer l'influence
qu'exerce l'hérédité sur les diverses circonstances
qui se rattachent à l'histoire pathologique de la
surexcitation nerveuse.

Après ce résumé, qui devait nécessairement être
très-succint pour la deuxième et la troisième section, exposons les conclusions générales des considérations étendues qui ont fait le sujet de ce chapitre, et que nous présentons, cela demeure bien
entendu, non comme des propositions immuables,
mais uniquement comme le résultat de notre observation, de nos recherches et de nos études.

I. Les maladies que l'on doit regarder comme une conséquence immédiate de la surexcitation nerveuse, ou mieux, qui se trouvent constituées par cette surexcitation elle-même, sont les suivantes : 1.° les troubles variés de l'impressionnabilité et de l'innervation, qu'il faut considérer comme l'expression du degré le plus prononcé de la prédisposition maladive, plutôt que comme de véritables états maladifs (surexcitation névropathique générale ou protéiforme); 2.° les diverses affections spasmodiques, et notamment l'asthme essentiel, l'angine de poitrine, les palpitations nerveuses ; les divers dérangemens fonctionnels occasionés par le spasme d'une portion quelconque de l'appareil digestif (surexcitation spasmodique); 3.° l'éclampsie ou affection convulsive des enfans, la chorée, l'hystérie, l'épilepsie (surexcitation convulsive); 4.° l'hypocondrie et l'aliénation mentale (surexcitation cérébrale ou intellectuelle); 5.° les névralgies du système nerveux de la vie de relation et les névralgies viscérales (surexcitation névralgique).

II. L'hérédité exerce sur la production de ces maladies une influence manifeste, en ce sens que c'est exclusivement à cette causalité qu'il faut attribuer, dans certaines circonstances données, l'existence de l'aptitude organique, en vertu de laquelle leur manifestation se trouve décidée par l'action des causes occasionelles. C'est ainsi que les indi-

vidus nés de parens qui auront présenté à un degré
plus ou moins prononcé la prédisposition générale
à la surexcitation nerveuse, ou qui auront été atteints d'une des maladies précédemment énumérées,
seront plus fréquemment que d'autres doués de
cette même prédisposition, qui, à une époque quelconque de leur existence, favorisera aussi plus souvent et d'une manière plus certaine l'invasion de
quelqu'une de ces affections morbides.

III. La surexcitation nerveuse, considérée d'une
manière générale, et abstraction faite des formes
sous lesquelles elle se présente, s'observe plus fréquemment chez les individus du sexe féminin que
chez ceux du sexe masculin. Cette plus grande fréquence est surtout remarquable pour les filles, qui,
comparativement aux garçons, offrent trois fois plus
d'exemples de cette surexcitation.

IV. L'aptitude à la surexcitation nerveuse est
bien plus souvent transmise par la mère que par
le père; et les cas dans lesquels on peut reconnaître
à l'hérédité cette origine plus fréquente, l'emportent
même en nombre sur la totalité de ceux dans lesquels elle doit être rapportée, soit uniquement au
père, soit simultanément au père et à la mère.

V. Quoique les parens puissent transmettre à
leurs enfans la modalité organique qui a existé
chez eux sans avoir favorisé le développement d'aucune des affections morbides dont elle est la cause

prédisposante, cette transmission est bien plus souvent décidée par l'existence de quelqu'une de ces affections. De même aussi, quoique chez les individus qui l'ont reçue par voie d'hérédité, l'aptitude organique dont il est question puisse rester pendant toute la vie à l'état de simple prédisposition, il arrive bien plus souvent qu'elle se réalise sous une forme maladive qui, le plus ordinairement, est celle qui avait été observée chez le père ou chez la mère.

VI. Les maladies ou les altérations d'organes qui peuvent exister comme conséquences plus ou moins éloignées de la surexcitation nerveuse, sont : diverses altérations de texture ayant leur siége dans les gros vaisseaux de la poitrine ou dans le cœur, les congestions cérébrales suivies ou non d'épanchemens séreux, l'hydrocéphale aiguë, les paralysies partielles, les rétractions musculaires, l'idiotie, les irritations et les engorgemens de l'utérus, les congestions apoplectiformes, l'apoplexie et le ramollissement de la substance cérébrale, la démence.

VII. Une fois admise l'influence de l'hérédité sur la production des maladies qui sont une conséquence immédiate de la surexcitation nerveuse, il faut l'admettre également sur la production de celles que cette surexcitation doit réellement entraîner à sa suite en raison des liaisons intimes qui unissent l'appareil vasculaire à l'appareil de l'innervation.

VIII. L'influence de l'hérédité ne détermine pas à elle seule l'époque assez bien exactement limitée à laquelle se développent les maladies qui résultent de la surexcitation nerveuse : ce développement résulte des influences combinées de l'hérédité, des causes occasionelles et de la maturité plus ou moins avancée de l'organisation.

Aux trois influences précitées, il faut ajouter la violence de la surexcitation nerveuse et sa reproduction plus ou moins fréquente, pour ce qui concerne l'époque du développement des maladies ou des altérations de texture qui peuvent exister comme conséquences plus ou moins éloignées de cette surexcitation.

IX. La persistance de la surexcitation nerveuse sous une forme ou sous une autre, de même que la durée et les récidives fréquentes des individualités morbides qui se rattachent à chacune de ces formes, se trouvant essentiellement liées à une modalité organique dont l'existence doit être rapportée à l'hérédité, il est bien évident que c'est uniquement à l'influence de cette cause qu'il faut attribuer ces particularités pathologiques.

X. Si la connaissance des circonstances relatives à l'hérédité n'est pas utile pour le diagnostic différentiel des maladies qui résultent de la surexcita-

tion nerveuse, elle peut servir à les faire distinguer
de certaines altérations organiques avec lesquelles
il est quelquefois aisé de les confondre; elle peut
encore éclairer la conduite du praticien dans cette
période de transition qui précède la manifestation
définitive des conséquences pathologiques de la
surexcitation nerveuse; elle peut, enfin, faire prévoir l'invasion future de certaines maladies, et
l'on conçoit combien sont importantes, dans ces
cas, les données fournies par l'acquisition de cette
connaissance.

XI. Les affections morbides qui résultent de la
surexcitation nerveuse sont rarement graves par
elles-mêmes; mais, par le fait de leur violence ou
de leur persistance et de leur reproduction fréquente, elles entraînent des maladies ou des altérations d'organes qui compromettent rapidement
l'existence ou nuisent à l'exercice d'une ou de plusieurs fonctions; et comme ces caractères leur sont
imprimés par l'influence de l'hérédité, c'est sous ce
rapport que son influence doit rejaillir nécessairement sur la gravité du pronostic que l'on est généralement fondé à porter de ces affections.

CHAPITRE V.

S'il est des maladies desquelles on puisse dire qu'il serait plus facile de les prévenir que de les guérir, celles qui font le sujet de ce travail sont assurément de ce nombre. Nous avons pu nous convaincre, en effet, qu'elles trouvaient la principale condition de leur développement dans une modalité organique constituant une prédisposition incontestable aux troubles variés de l'innervation, et susceptible de se transmettre des parens aux enfans. Dès-lors, empêcher cette transmission dans les circonstances où l'on a lieu de la craindre, détruire ou du moins atténuer la prédisposition en question lorsqu'elle existe, voilà deux indications fondamentales qui se présentent d'abord, et qui, réunies à celle qui consiste à éloigner les causes occasionelles, résument presque toute la thérapeutique de la surexcitation nerveuse et des maladies qui en résultent, si on les envisage surtout au point de vue de l'influence que l'hérédité exérce sur leur production et sur les diverses circonstances de leur histoire. Que de maux si souvent rebelles, graves ou incurables, se trouveraient évités, si l'on était bien pénétré de l'importance de ces indications, et s'il était toujours possible d'atteindre le but qu'on se propose. Essayons donc, dans une première section de ce chapitre, de passer en revue les principes généraux de prophylaxie, en suivant un ordre qui se présente tout naturellement, c'est-à-dire, en les exposant suivant qu'ils sont particulièrement applicables aux diverses époques de la vie. Les développemens réclamés par le traitement curatif proprement dit, viendront ensuite, et feront l'objet d'une seconde division.

SECTION PREMIÈRE.

Traitement prophylactique général.

ARTICLE PREMIER.

Prophylaxie pendant la vie intra-utérine.

Puisqu'il est certain que les dispositions organiques habituelles de la femme se transmettent à l'enfant qu'elle nourrit dans son sein; puisque, d'un autre côté, les affections morales éprouvées pen-

dant la grossesse réagissent sur lui d'une manière
fâcheuse; c'est évidemment pendant sa vie intra-
utérine que doit commencer pour le nouvel être
cette série de précautions dont il recevra les bien-
faisans résultats par l'intermédiaire de sa mère, et
qui devront être d'autant plus minutieusement
observées, que l'on aura plus à redouter la transmission de la surexcitabilité nerveuse.

Les femmes naturellement douées d'une constitution nerveuse, irritable, éviteront avec soin
toutes les causes d'excitation à l'influence desquelles elles sont toujours plus accessibles, par la
raison que l'état de grossesse double constamment
la faculté de sentir. Les personnes qui les entourent s'attacheront à éloigner d'elles les circonstances qui pourraient faire naître des chagrins violens, renouveler et entretenir des peines morales
anciennes, occasioner la crainte ou la frayeur,
provoquer des emportemens ou des accès de colère. Certaines de ces affections sont tellement liées
à l'impressionnabilité nerveuse native ou acquise,
d'autres sont si fortuites et si inopinées, qu'elles
se jouent, en quelque sorte, de la prévoyance la
plus attentive; mais s'il n'est pas toujours donné
de les empêcher entièrement, l'on peut du moins,
dans bon nombre de cas, rendre leur influence
moins active.

Les divers moyens de distraction seront mis en

avant pour détourner l'imagination exclusivement
concentrée sur des souvenirs douloureux; les promenades, les lectures et les conversations instruc-
tives et agréables; la fréquentation de personnes
prudentes et éclairées qui sauront habilement mé-
nager les consolations et faire naître à propos des
idées riantes : telles sont les principales sources
où l'on pourra puiser les élémens d'une salutaire
diversion.

Toutes les fois qu'on aura lieu de craindre les
effets d'une frayeur subite ou de toute autre affection violente, il faudra s'opposer à ce qu'elle n'aille
retentir d'une manière fâcheuse sur l'appareil utérin, et, par suite, sur le fœtus. Une saignée peu
abondante du bras, s'il n'y a pas de contre-indica-
tion, l'usage des bains tièdes, en rétablissant le
calme et l'équilibre, permettront dans bien des
circonstances d'arriver à ce résultat.

Parmi les émotions morales qui peuvent être
nuisibles à l'enfant dans le sein de sa mère, il en
est qui sont les conséquences inévitables d'habitudes
vicieuses consacrées surtout dans les hautes classes
de la société. On devine, sans doute, que nous
voulons parler de ces brillantes réunions au milieu
desquelles la jeune femme, oublieuse des nouveaux
devoirs que lui a imposés la nature, se livre à un
exercice peu convenable à sa position, s'abandonne
aux séduisans prestiges qui l'entourent de toutes

parts, et maintient ainsi ses facultés physiques et morales dans un état d'excitation sans cesse renaissante, précisément à cette heure de la nuit où déja depuis long-temps le calme et le repos seraient une nécessité pour elle aussi bien que pour l'être auquel elle donnera le jour. Nous voulons parler encore de ces représentations théâtrales à grand effet, dont on commence pourtant à se lasser, et qui, loin d'offrir des alimens aux nobles passions du cœur, n'en fournissent qu'à celles des sens et de l'imagination, qu'elles impressionnent d'une manière horrible ou dégoûtante. Nous voulons parler enfin de la lecture de ces romans incendiaires, dont les auteurs, s'arrogeant une prétendue mission régénératrice, n'ont pas craint de prostituer un talent souvent remarquable, en le consacrant aux peintures hideuses et toujours exagérées des vices et des travers de l'humanité, dont souvent même ils ont entrepris de faire l'apologie. Comment ces diverses causes, dont les effets seront d'autant plus certains que le système nerveux de la mère sera plus impressionnable, ne viendraient-elles pas, en se reproduisant fréquemment, ébranler la constitution si frêle du fœtus, et préparer les élémens de cette série de maux qui éclateront après sa naissance?

Et qu'on n'aille pas croire toutefois que, moraliste morose, nous ayons pris à tâche de réprouver

indistinctement toutes les distractions sociales, tous
les plaisirs du grand monde. Non, telle n'est pas
notre intention ; nous signalons seulement des abus
et des exagérations, parce que nous les croyons
essentiellement nuisibles, et nous leur opposerons
volontiers comme un contraste remarquable, la
conduite de cette jeune épouse qui sait conserver
sa sensibilité dans un juste équilibre, et se préserver
en même temps de l'ennui, en cherchant ses distractions, non dans le tumulte du monde, mais
dans les occupations de son ménage, dans un cercle rétréci d'amis et dans la culture des arts qui
lui sont familiers; qui à chaque instant de la journée se souvient qu'elle ne vit plus pour elle seule,
qui dans toutes ses actions prélude à ces tendres
soins dont elle entourera la créature qui lui devra
l'existence, qui sait enfin se renfermer dans les
joies futures de la maternité. Qu'elles lui soient
réservées tout entières, elle n'a rien fait pour les
troubler.

Les rapprochemens conjugaux trop fréquens
pendant la grossesse, par l'excitation qu'ils entretiennent sur la matrice et sur le cerveau, peuvent
réagir d'une manière nuisible sur le fœtus; aussi
nous regardons comme une précaution utile de s'en
abstenir, surtout pour les femmes qui éprouvent
vivement les sensations de l'acte vénérien. On a
beau faire intervenir les besoins de l'organisation;

c'est bien plus souvent l'exagération de nos désirs et de nos passions, que nous sommes bien aises de voiler de ce nom. Et d'ailleurs, en les admettant comme tels, s'il est un cas où ils doivent être réprimés par une volonté ferme, certes, c'est bien celui où il s'agit de l'avenir et de la santé d'un être que nous avons désiré de tous nos vœux. Nous n'ignorons pas que cette manière de voir n'est pas celle de tous les hygiénistes; mais ce n'est pas une raison pour ne pas l'énoncer librement, puisqu'elle est le résultat de notre conviction.

ARTICLE DEUXIÈME.

Prophylaxie pendant l'enfance.

Immédiatement après sa naissance, l'enfant doit être garanti, à l'aide de précautions convenables, contre les impressions extérieures qui, agissant d'abord sur la peau, peuvent ensuite déranger l'ensemble de la constitution, et se concentrer particulièrement sur le système nerveux, déjà si naturellement disposé à la surexcitation.

Pendant les premiers jours de la vie, des mouvemens convulsifs peuvent être déterminés par la présence du méconium; aussi quand son évacuation ne se fait pas naturellement, soit parce que l'enfant ne suce pas le premier lait de la mère, soit parce qu'il lui est insuffisant, il faut la provo-

quer par des purgatifs légers , des suppositoires
huileux, etc., et ne pas attendre pour en venir à
ces moyens, que les effets de cette cause irritante
se soient manifestés. Cette conduite est généralement applicable à tous les cas, mais à plus forte
raison doit-elle être suivie comme rationnellement
préventive, lorsqu'on a lieu de penser que l'enfant
se trouve héréditairement disposé à la surexcitation nerveuse. Dans cette dernière circonstance,
et surtout lorsqu'elle était confirmée par l'existence
de maladies convulsives chez d'autres enfans de la
même famille, Willis ne s'en tenait pas aux laxatifs;
il prescrivait des antispasmodiques, des frictions
excitantes , et insistait particulièrement sur le cautère à la nuque, qu'il appliquait vers le troisième
ou le quatrième jour après la naissance. Il recom-
mandait aussi une application de sangsues au cou,
lorsque la face était rouge et qu'il y avait des
signes de congestion. C'est à l'aide de ces moyens
que ce médecin parvint à préserver plusieurs enfans de convulsions qui avaient déjà enlevé deux
ou trois de leurs frères peu de jours après qu'ils
étaient venus au monde (1).

Les femmes chez lesquelles la sensibilité et la
susceptibilité nerveuses sont très-prononcées, et
qui ne savent pas modérer leurs émotions, agiront

(1) *Loco cit.* , cap. 4, pag. 36.

prudemment en ne nourrissant pas elles-mêmes
leurs enfans. Lorsque, par cette raison ou par toute
autre, le nouveau-né doit être privé de l'allaitement maternel, le choix de la nourrice demande
une attention particulière. Ainsi, dans le cas pré-
cité, l'on se trouverait mal de confier le nourrisson à une femme qui présenterait des dispositions
analogues à celles de la mère ; tandis que le lait
d'une nourrice dont le caractère est doux et tranquille, lui conviendra pour modifier avantageuse-
ment l'activité prédominante de son système nerveux. Toutes choses égales, ces conditions se
trouvent plus généralement chez les femmes qui
vivent loin du tumulte des villes.

La nourrice s'abstiendra avec un soin particulier de donner le sein immédiatement après une
vive frayeur, une joie subite et immodérée, un
accès de colère; puisque ces circonstances deviennent ordinairement causes déterminantes d'éclampsie, même chez les enfans qui n'y sont pas héréditairement prédisposés. Mieux vaut alors, s'il n'est
pas possible de faire téter une autre femme, avoir
recours à une nourriture artificielle jusqu'à ce que
le calme soit rétabli. Si la nourrice est en proie à
des peines morales dont la cause ne peut être dé-
truite, il est prudent de ne pas lui laisser continuer l'allaitement, et de soustraire le nouveau-né
à ces conditions, qui sont pour lui des causes d'au-

tant plus excitantes, qu'elles sont plus constantes et plus vivement ressenties.

Pendant les six premiers mois, la nourriture de l'enfant doit être presque exclusivement composée de lait; c'est l'aliment qui, par ses propriétés nutritives et par l'élaboration qu'il a déjà subie, s'accommode le mieux aux besoins de l'organisation et à l'extrême irritabilité de l'estomac. Ce n'est guère qu'après cette époque qu'on peut permettre l'usage de la soupe grasse; celui de la viande ne convient qu'après la première année. Le vin pur, le chocolat, les excitans de toute sorte doivent être sévèrement bannis du régime alimentaire de l'enfant. Il faut éviter d'ingérer en trop grande quantité les substances même les plus légères; car on ne perdra pas de vue que dans le très-jeune âge la nature est entièrement occupée de l'accroissement de l'individu, que par conséquent la puissance vitale se trouve concentrée sur les voies digestives, et qu'un excès de stimulation des nerfs qui les vivifient, en se propageant au reste du système, devient aisément cause déterminante de mouvemens spasmodiques ou convulsifs.

La menstruation pendant l'allaitement doit-elle être considérée comme une des causes déterminantes de l'éclampsie chez les enfans à la mamelle? Voici ce que l'observation nous a appris à cet égard.

Indépendamment des conditions prédisposantes

relatives à l'hérédité dans lesquelles se trouvaient
les enfans dont nous avons rapporté les observations (voir XIII.ᵉ, XIV.ᵉ et XV.ᵉ fait), la menstruation de leurs mères, qui les allaitaient, avait pu
être signalée comme ayant pris une part dans la
manifestation de l'affection convulsive. Nous avons
également recueilli plus de vingt cas de cette affection, dans lesquels cette cause déterminante avait
pu être constatée. S'agissait-il d'une simple coïncidence, ou bien d'une relation réelle de cause à effet?
En considérant que les nourrissons sujets de ces
observations étaient tous, à l'exception de trois,
allaités par leurs mères, que celles-ci étaient jeunes, nouvellement mariées, primipares, douées
d'une constitution nerveuse ou sanguine, et que
de quelques-unes d'entre elles nous avons obtenu
pour renseignement qu'elles se livraient à de fréquens rapprochemens conjugaux, circonstance qui
est au moins présumable pour les autres, nous
serions assez porté à adopter la dernière manière
de voir, qui trouve d'ailleurs des élémens de confirmation dans les considérations suivantes :

L'abondance du flux mensuel chez les personnes
nerveuses, irritables, est un fait généralement
admis. On sait également qu'aux approches de
chaque époque périodique, pendant sa durée et
même quelques jours après sa cessation, les femmes sont généralement plus excitables, et que

cette particularité se remarque surtout chez celles dont l'appareil nerveux est doué d'une activité prédominante. D'après les importantes recherches récemment publiées par M. Raciborski, cette surexcitabilité générale qui précède et accompagne chaque époque cataméniale, est le résultat d'un travail particulier dont les ovaires sont le siége, et qui a pour but le détachement d'un ovule parvenu à sa maturité; la menstruation est la conséquence nécessaire de l'hyperhémie qui accompagne ce travail. Les nourrices ne sauraient échapper complétement aux conditions dans lesquelles se trouvent les femmes en dehors de l'allaitement, et si la surexcitabilité nerveuse qui retentit sur l'ensemble de leur organisme à chaque période mensuelle se trouve trop prononcée par le seul fait de leur constitution native ou acquise, si elle se trouve entretenue ou accrue même par de nouvelles causes excitantes, et notamment par celles qui résultent des rapprochemens sexuels, on conçoit aisément qu'elle se transmette aux nourrissons, et que l'éclampsie se déclare. Au reste, il ne se passe ici que ce que l'on observe si fréquemment à la suite de certaines impressions morales éprouvées par les nourrices. Nous sommes donc fondé à penser, d'après les idées de M. Raciborski lui-même, et contrairement à l'opinion émise par cet habile observateur, dans un travail *sur le Lait des nour-*

rices menstruées (1), communiqué à l'Académie de
Médecine de Paris avant la publication de son important ouvrage (2), que c'est dans une *influence*
purement *dynamique* que réside, dans des cas semblables, la cause déterminante de l'éclampsie chez
les enfans à la mamelle.

Les effets nuisibles de la menstruation des nourrices semblent avoir été connus des médecins de
l'antiquité, dont les écrits renferment souvent de
nombreuses vérités pratiques, successivement mo-
difiées et adaptées aux théories régnantes, mais
dont les bases fondamentales ont été rarement dé-
truites par l'observation ultérieure. Alexandre de
Tralles insiste particulièrement sur l'épilepsie des
enfans, dans le chapitre qu'il a consacré à cette
maladie ; et s'il conseille de n'employer aucune
médication contre elle, il trace du moins des préceptes hygiéniques dont la plupart auraient encore
aujourd'hui une importance réelle. Entre autre choses, il recommande aux nourrices, pour atténuer

---

(1) La dernière conclusion de ce travail est ainsi conçue : « En
» faisant même la part des *influences dynamiques* de la mère
» à l'enfant, on s'est généralement exagéré les inconvéniens de
» l'allaitement par les nourrices menstruées, et il ne faudrait
» *dans aucune circonstance* refuser une nourrice par cela seul
» qu'elle continuerait à avoir ses règles». (Voir *Encyclographie*
méd., Juin 1843, pag. 276).

(2) *De la Puberté et de l'Age critique chez la femme*, etc.

leur lait trop épais, de faire usage de certains vé-
gétaux, et il veut qu'ils soient mangés frais : *Nam
sicca*, dit-il, *cùm magis sint acria*, *plus uteri vasa
aperiunt et nimis sanguinis menstruorum vacuationes
incitant quo nihil est deterius....* Quare etiam , ajoute-
t-il un peu plus loin, *Venus nutricis pueris lactentibus
est nocentissima*, *quippè lac indè tenue et fœtidi odoris
fieri necesse est »* (1). Van-Swieten paraît tenir un
certain compte de cette cause morbide, puisqu'il
prétend que le trouble éprouvé par les nourrices
au moment où leurs règles apparaissent, et par
suite la crainte qu'elles ont d'être renvoyées, sont,
bien plutôt que les règles elles-mêmes, les causes
des convulsions (2); mais il est évident que cette
interprétation ne saurait être fondée lorsque les
enfans sont nourris par leurs propres mères. Rosen
pense que les convulsions sont dues dans ces cas
à la douleur, aux coliques ou à une exaltation de
la sensibilité qui accompagnent l'écoulement des
menstrues (3).

En admettant la circonstance étiologique à laquelle nous avons jugé nécessaire de consacrer les
développemens qui précèdent (4), les préceptes pro-

(1) Al. Tralliani medici, lib. 12, cap. 15, de *Morb. comitiali.*
(2) *Loco cit.*, tom. 4, pag. 597. — *Morbi infantum.*
(3) *Traité des Maladies des enfans*, pag. 56.
(4) Dans nos deux premiers manuscrits adressés à l'Académie
(concours de 1839 et de 1841), l'influence de la menstruation

phylactiques qui en découlent sont faciles à établir. La nourrice devra s'abstenir des rapprochemens sexuels, ou du moins ne s'y livrer qu'avec réserve, afin de ne pas entretenir en elle une excitation

chez les nourrices avait été rapprochée de l'influence héréditaire, et même confondue avec elle. C'était là une erreur qui devait être rectifiée; car, comme nous croyons l'avoir suffisamment établi, l'hérédité n'est que la cause éloignée ou prédisposante de la surexcitation nerveuse, tandis que la circonstance étiologique dont il s'agit, est réellement une cause déterminante. Dans le manuscrit tel qu'il fut adressé au concours de 1843, et qui est celui que nous livrons à la publicité, nous avions supprimé les détails relatifs à la menstruation pendant l'allaitement, et nous nous étions contenté de mentionner succinctement cette influence pathogénique pour en déduire quelques préceptes prophylacti-ques. Les faits observés restaient pourtant; les idées nouvelles ; émises sur le mécanisme de la fécondation dans l'espèce humaine, semblaient même leur donner plus de valeur; aussi les matériaux que nous possédions, accompagnés de rapprochemens physiolo-giques et de quelques recherches, firent-ils le sujet de considé-rations que nous avons lues récemment à l'Académie des Sciences de notre ville (séance du 17 Avril 1844).

Dans ces considérations, dont les développèmens qui précèdent ont été extraits, nous n'avons pas voulu établir que la menstrua-tion pendant l'allaitement était invariablement et toujours une cause déterminante d'éclampsie; une semblable assertion serait formellement démentie par les faits. Notre intention a été seule-ment d'appeler l'attention sur une des causes de cette affection, signalée depuis bien des siècles, trop souvent et à tort ignorée, perdue de vue ou niée par les médecins de notre époque, et qui dans certaines conditions nous a paru avoir une influence patho-génique non douteuse.

exagérée qui tôt ou tard ne pourra manquer d'aller
retentir sur le nourrisson. Si, malgré cette précaution, le flux menstruel apparaît, il sera convenable
de suspendre l'allaitement pendant sa durée, et s'il
se reproduit régulièrement, il sera parfois indiqué
de changer de nourrice ou de sevrer l'enfant le
plus tôt possible. Il demeure bien entendu que ces
recommandations sont surtout importantes lorsque les femmes sont douées d'une constitution
nerveuse très-prononcée, comme aussi lorsqu'on
a lieu de penser que les enfans se trouvent déjà
héréditairement prédisposés à la surexcitation.

L'irritation occasionée par la présence des vers
dans le canal digestif étant une des causes les plus
ordinaires de l'éclampsie sympathique, il serait bien
à désirer que l'on pût entreprendre la médication
nécessaire à leur expulsion avant la manifestation
de la maladie ; mais la plupart des signes considérés
par les auteurs comme pathognomoniques, échappent souvent à l'observation, et dans un bon nombre de cas l'on n'est certain de l'existence des
vers qu'alors qu'il en a été rendu avec les selles.
Cependant, lorsque l'on peut réunir quelques-uns
de ces signes généralement connus, et qu'il serait
hors de propos de rappeler ici, lorsque surtout le
sommeil est agité et interrompu par des réveils en
sursaut, il est prudent de mettre en usage les anthelmintiques, dont l'administration, si elle n'est

pas réellement utile comme moyen préventif, ne saurait présenter des inconvéniens sérieux.

Quant à la surexcitation qui est la conséquence des douleurs de la dentition, elle ne peut guère être prévenue que par les révulsifs légers, qui, appliqués sur les extrémités inférieures, ont pour effet de détourner la stimulation, tendant à se porter vers le cerveau, et par les collutoires émolliens et calmans, qui s'adressent directement à la cause. L'incision des gencives est plutôt un moyen curatif qu'un moyen prophylactique; car il est rare que l'on se décide à l'employer avant que les convulsions se soient déclarées. Toutefois, si elles s'annonçaient déjà par quelques prodromes, il serait peut-être convenable d'y avoir recours sans attendre la manifestation des accidens.

La crainte et la frayeur sont les affections que les enfans éprouvent le plus aisément; elles leur seront d'autant plus nuisibles, que l'ensemble de leur système nerveux sera plus disposé à en ressentir les effets; l'on ne saurait donc assez s'attacher, surtout dans ce dernier cas, à éloigner toutes les circonstances qui peuvent les faire naître. Les petits enfans seront toujours réprimandés avec douceur; on ne se complaira pas à les épouvanter en leur présentant des objets hideux, en leur racontant des histoires de sorciers et de revenans, ou de toute autre manière, comme on le fait si souvent sous prétexte de les amuser; on les rassurera par tous les moyens possibles pour diminuer l'impression que doivent nécessairement faire sur eux les bruits violens et instantanés, tels que celui des armes à feu, du tonnerre, etc. Une conduite opposée ne pourrait qu'être préjudiciable pour le moment présent, et en augmentant la susceptibilité des jeunes enfans elle leur préparerait pour l'avenir une infinité de maux.

A mesure que l'enfant grandit et que ses forces se développent, il doit être l'objet de nouveaux soins qu'il serait trop long d'énumérer en détail. Il suffira de dire qu'ils doivent avoir pour but de diminuer l'excitabilité des voies digestives dont le système nerveux est essentiellement prédominant, et qu'ils consistent principalement dans l'exercice en plein air, les distractions et les jeux de toute sorte, les lotions et les bains à diverses températures, suivant la saison, moyens qui sont le plus capables de répartir uniformément les forces, et surtout de les concentrer sur les systèmes musculaire et cutané; enfin, dans un régime alimentaire duquel seront proscrites toutes les substances excitantes.

Lorsque, vers l'âge de cinq à sept ans, l'on commence à donner aux enfans les notions élémentaires des connaissances qui sont la base d'une éducation libérale, il faut ne jamais perdre de vue qu'à cette période de l'existence les fonctions nutritives et l'accroissement physique absorbent tout le travail de la nature, et que l'intelligence se trouve dans un état presque rudimentaire dont elle ne sort que graduellement. Il suit de là qu'en exigeant une contention d'esprit trop fréquente ou trop soutenue, on fait du cerveau un centre d'activité ; on le fait trop vivre, suivant l'expression de Van-Helmont, dans un temps où il devrait rester presque entiè-rement passif, pour acquérir l'énergie qu'il doit avoir plus tard. Cette direction, imprimée à l'édu-cation intellectuelle, n'est pas seulement toujours vicieuse ; elle est encore le plus souvent dange-reuse, surtout chez ces enfans qui, nés de parens dont la sensibilité est vive, l'imagination ardente, présentent à leur tour une conception précoce, facile et étendue. Avec de semblables dispositions, favorisées par les exigences d'une vanité et d'un amour propre condamnables, les jeunes sujets brilleront d'un éclat surprenant, ils passeront pour des prodiges, ils captiveront de toutes parts l'admi-ration ; mais ils n'auront acquis cette célébrité fac-tice que par des efforts dont la nature ne les avait pas rendus capables, et qui seront pour l'avenir une source intarissable de maux, s'ils ne sont pas pour le présent la cause de maladies graves ; car ce n'est pas sans raison que quelques auteurs ont considéré le développement précoce des facultés cérébrales comme un état en quelque sorte maladif; ce n'est pas sans raison non plus, que les gens du monde et même le vulgaire expriment à cet égard des craintes que de funestes événemens viennent trop souvent motiver. Qui ne connaît ce dicton populaire, dont la forme peut varier suivant les pays, mais dont le fond est toujours le même, et qui a été reproduit par un célèbre poète moderne, dans une de ses plus remarquables productions?

Quand ils ont tant d'esprit, les enfans vivent peu.

(Cas. DELAVIGNE, *les Enfans d'Édouard.*)

Ainsi donc, sans se conformer strictement aux préceptes tracés par l'auteur de l'*Émile*, c'est-à-dire, sans laisser l'intelligence dans une complète inaction pendant le jeune âge, il est de la plus haute importance de ne pas l'exercer outre-mesure. Les leçons que l'on donne aux enfans ne doivent pas être trop prolongées; il en est de même des momens qu'ils consacrent à l'étude; il vaut mieux les reproduire plus fréquemment dans la journée, en les faisant alterner avec les distractions et les exercices corporels.

C'est une méthode généralement vicieuse, celle qui consiste à exiger que dans un temps donné, l'enfant confie à sa mémoire des choses qu'il ne comprend pas le plus souvent, et qu'il ne parvient à retenir qu'à l'aide d'une contention exagérée. On se trouvera beaucoup mieux de ces entretiens familiers entrepris sous la forme d'une récréation, et dans lesquels on s'attachera à analyser, à décomposer les idées complexes, pour mettre en saillie la série d'idées simples que chacune d'elles renferme. Il importera surtout de parler aux sens, dont le secours est si nécessaire à cet âge, comme le prouvent les goûts si naturels des enfans, qui délaissent un livre froidement didactique, et accueillent avec empressement celui qui est orné de gravures. En procédant de cette manière, on évitera cet encombrement d'impressions et de notions fausses qu'il est si difficile de détruire dans la suite; on facilitera le travail que nécessite la connaissance des idées générales et de leurs élémens; en un mot, sans surexciter les facultés cérébrales du jeune élève, on les préparera, on les perfectionnera lentement et par degrés, de manière à ce qu'elles puissent suffire aux exercices plus compliqués et plus soutenus auxquels elles seront successivement soumises dans la suite.

Nous avons journellement l'occasion de constater l'efficacité de ces préceptes chez des enfans dont le développement intellectuel a été précoce et remarquable, et qui ont été cités comme doués d'une surexcitabilité nerveuse héréditaire. (Voir IV.ᵉ, V.ᵉ et VI.ᵉ fait.) Ce qu'ils apprennent ils le savent bien, parce qu'ils l'apprennent sans efforts, et que leurs parens, qui dirigent eux-mêmes leur éducation, sont attentifs à ne pas exiger trop, et s'attachent même à ne pas exiger tout ce que pourrait produire leur intelligence par un travail plus assidu.

L'éducation de la seconde enfance doit être dirigée d'après les principes déjà indiqués; c'est-à-dire que, tout en exerçant davantage l'organe cérébral, il faut éviter qu'il acquière une prédominance vicieuse, et ne perdre jamais de vue que le temps n'est pas encore venu de faire briller l'homme intellectuel aux dépens de l'homme physique.

C'est le plus ordinairement pendant cette période de la vie qui sépare l'enfance de l'adolescence, que commence à se développer le penchant à l'onanisme; c'est donc alors, et mieux encore longtemps avant, que les parens et les précepteurs doivent porter toute leur attention à prévenir ce vice funeste, source féconde de tant de maux, qui, bien que caractérisés plus tard par la faiblesse et l'épuisement, n'en ont pas moins eu pour origine les excitations réitérées qui ont réagi sur l'ensemble du système nerveux, en raison de son aptitude plus ou moins marquée à en ressentir les effets, et qui ont fini par lui enlever son activité et son énergie.

L'observation de la plupart des préceptes qui ont été tracés jusqu'ici, convient également pour empêcher l'habitude de la masturbation; nous ajoute-

rons cependant qu'indépendamment de la direction
imprimée à l'éducation morale, il faudra surtout
compter sur l'exercice musculaire porté jusqu'à la
fatigue ; après lequel les enfans placés sur des
couches qui ne seront ni trop molles ni trop chaudes, s'endormiront presque aussitôt. Il faudra
aussi les faire lever immédiatement après leur
réveil, car cet état de nonchalance qui lui succède
contribue singulièrement à porter l'attention sur
les organes génitaux. On s'opposera, autant que
cela sera possible, à ce que les enfans fréquentent
des camarades plus âgés qu'eux ; c'est en effet
souvent de cette manière qu'ils sont initiés aux
pernicieuses pratiques de l'onanisme. On évitera
avec un soin particulier les conversations, les
descriptions, ou toute autre circonstance capable
d'enflammer l'imagination et de faire naître préma-
turément des idées relatives au rapprochement des
sexes. Enfin, quand on n'a pu être assez heureux
pour prévenir l'habitude de la masturbation, il
importe de redoubler de précautions et de soins
pour la réprimer et la détruire. Les moyens précédemment indiqués et une infinité d'autres conseillés
par les auteurs, trouveront ici leur application ;
toutefois, l'aveu de cette honteuse manœuvre étant
l'effort le plus pénible pour la volonté, il faudra
s'attacher à l'arracher par tous les moyens possibles,
et cet obstacle une fois vaincu, on est sûr d'avoir

fait un grand pas vers un amendement durable.
Nous ne pouvons entrer ici dans les développemens
que comporterait cette proposition générale ; mais
nous ne terminerons pas sans indiquer au moins
que pour obtenir les résultats qu'un semblable
moyen met à même d'espérer, l'intervention pru-
dente et éclairée d'un ministre de notre religion
offrira toujours des ressources dont l'efficacité ne
saurait être douteuse. Il est à peine besoin d'ajouter que cette précaution répressive convient également et mieux encore peut-être dans les deux
périodes de l'existence qui suivront celle dont nous
nous occupons maintenant.

ARTICE TROISIÈME.

Prophylaxie pendant l'adolescence.

Nous avons déjà esquissé les modifications remarquables qui se manifestent dans l'existence morale, avec les changemens physiques qui signalent
le développement de la puberté; mais nous sommes obligé de les reproduire ici en partie, car
c'est sur elles que repose toute la prophylaxie de
la surexcitation nerveuse pendant l'adolescence.

En raison du perfectionnement qu'il a acquis,
le cerveau est plus apte à recevoir les impressions, à les comparer entre elles et à en déduire
des conséquences. L'adolescent, désireux d'acqué-

rir de nouvelles notions, se met de plus en plus
en rapport avec ses semblables et avec la nature
entière. Entraîné par l'exaltation de son imagination, qui lui présente sans cesse des objets séduisans; confiant et sans expérience, vif et pétulant,
il enfante des projets vastes et généreux, il s'élance
avec ardeur dans la région des chimères, il agit
sans réflexion, et se trouve souvent rebuté par les
obstacles les plus légers sur lesquels il n'avait
même pas compté. Des désirs vagues, un trouble
indicible, l'agitent continuellement et lui font rechercher la société des personnes de l'autre sexe, avec
un empressement auquel il ne saurait résister,
quoiqu'il sache à peine s'en rendre raison. Bientôt
il fixe, ou mieux, il pense avoir fixé son choix;
il aime avec violence, avec passion, et, ne jugeant
que par les sentimens qu'il éprouve, il se flatte
toujours d'en faire naître de semblables, et croit
sincèrement à la certitude de sa félicité idéale.

Que ces sentimens et les désirs qu'ils suscitent
restent renfermés dans de justes bornes, ils seront
souvent la source du bonheur; qu'ils soient, au
contraire, excessifs, contrariés par des obstacles,
bientôt arriveront les désenchantemens, les illu-
sions déçues; et le jeune homme, sans être désa-
busé d'un amour dont la seule idée embellissait son
existence, ne connaîtra plus de cette passion que
ses tourmens affreux, qui le conduiront insensible-

ment à la plus profonde mélancolie, à la manie, au désespoir, au suicide; car, que l'on ne s'y trompe pas, il est souvent bien limité, surtout chez les sujets héréditairement prédisposés, l'espace qui sépare ces égaremens de la raison, de cette douce rêverie de l'ame, qui porte l'adolescent à s'isoler, pour mieux occuper sa pensée du sentiment exclusif qu'il éprouve.

Ce que nous venons de dire du jeune homme, s'applique également à la jeune fille pubère, avec cette différence pourtant, qu'exempte par sa position de ces idées de gloire, de ces projets fantastiques qui agitent si souvent le premier, elle présente seulement pendant l'adolescence cette série de phénomènes moraux qui sont le résultat du développement des organes générateurs, et que, moins expansive dans la manifestation de ses sensations, elle les concentre plus ordinairement, par suite de cette timidité et de cette pudeur si naturelles à son sexe.

Si nous ajoutons maintenant à ce rapide aperçu, que chez le jeune homme les jouissances solitaires vers lesquelles il se trouve à la fois entraîné par l'activité de ses organes sexuels et par les écarts de son imagination, les trop fortes contentions d'esprit, l'intempérance, la débauche, etc., peuvent devenir causes déterminantes de l'épilepsie ou de convulsions épileptiformes; que chez la jeune fille, la première de ces causes peut avoir le même résultat, et, de plus, déterminer l'invasion de l'hystérie, qui déjà a une si grande tendance à se produire sous l'influence de la moindre cause excitante; nous aurons le tableau des affections qu'il s'agit de prévenir dans l'adolescence, et nous comprendrons en même temps que c'est dans l'hygiène et dans une éducation physique et morale bien dirigée qu'il faut aller puiser les moyens qui doivent composer leur traitement prophylactique.

Dès la plus haute antiquité, les médecins ont compris l'importance d'une vie active et laborieuse pour prévenir les maladies de l'adolescence. Plutarque rapporte que les enfans dont les parens avaient été épileptiques ou mélancoliques, étaient soumis à des exercices fatigans, en même temps qu'on éloignait de leur régime les mets épicés et de haut goût, et que c'est de cette manière que les médecins de son temps parvenaient souvent à étouffer le germe de ces maladies. Le même historien cite un exemple bien remarquable de l'efficacité de cette méthode, dans la vie de Jules-César, qui, doué d'une constitution faible et délicate, trouva dans les exercices des camps et les fatigues de la guerre, dans l'usage habituel d'une nourriture légère et dans la continence, les moyens de consolider sa santé et de se préserver des lipothymies, des terreurs nocturnes auxquelles il était sujet, et même de l'épilepsie, dont il avait éprouvé deux attaques, au rapport de Suétonne.

On insistera donc, surtout chez les adolescens évidemment prédisposés à la surexcitation nerveuse, sur tous les exercices capables de donner de l'activité au système musculaire, tels que ceux de la danse, de l'escrime, de l'équitation, de la natation, etc. Les facultés intellectuelles seront exercées modérément; on éloignera d'eux avec le plus grand soin toutes les occasions qui pourraient diriger les idées vers le but auquel elles tendent si naturellement. Les substances excitantes et notamment les boissons alcooliques seront sévèrement exclues de leur régime; enfin, en se rappelant ce qu'Horace a dit avec tant de vérité du jeune homme, *cereus in vitium flecti*, on s'efforcera par tous les moyens possibles de le soustraire à la compagnie qu'il fréquente, si l'on s'aperçoit qu'elle peut lui devenir pernicieuse. Cette conduite ne diminuera pas seulement la prédisposition maladive; elle fera que les sentimens affectifs qui surgissent au moment de la puberté, seront moins impétueux, plus facilement répressibles, et sous ce rapport encore elle constituera une précaution prophylactique bien puissante.

Lorsque cependant on ne s'y sera pas pris assez à temps pour obtenir les résultats dont nous venons de parler, ou que la fougue de l'imagination aura déjoué tous les efforts ; lorsque déjà le jeune homme éprouve les premières atteintes d'une passion désordonnée ; il sera encore possible d'en prévenir les suites à l'aide des moyens moraux que peuvent fournir les écrits, non-seulement des médecins, mais des philosophes et des poètes qui ont fait du cœur humain l'objet de leurs méditations.

Et d'abord, c'est dès le principe qu'il faudra mettre en avant les ressources de cette médecine préventive, d'après ce précepte bien connu d'Ovide :

Dùm licet, et modici tangunt præcordia motus,
  Si piget in primo limine siste pedem.
  Opprime, dùm nova sint subiti mala semina morbi,
. . . .
  Principiis obsta, etc.
                                    (De Remed. amor., lib. 1.)

On cherchera à distraire l'adolescent par la fréquentation d'amis enjoués, par les spectacles qui excitent l'hilarité, par des conversations étrangères à l'objet de son amour. On trouvera toujours quelque nouveau prétexte pour l'arracher à la solitude, qu'il recherche avec tant de soin, et qui lui est si pernicieuse. Les distractions et l'exercice de la chasse lui seront principalement utiles, pour faire diversion aux pensées qui l'occupent exclusivement. Enfin, on redoutera surtout pour lui

l'oisiveté, suivant cet autre précepte du poète que
nous venons de citer :

Otia si tollas, periere Cupidinis arcus
Contemptœque jacent et sine luce faces.
. . . .
Tam Venus otia amat. Finem qui quœris amoris,
Cedit amor rebus : res age tutus eris.
(Ibid.)

Si, malgré tous les moyens, l'on s'aperçoit que
l'amour fait journellement de nouveaux progrès,
si la possession de l'objet aimé ou l'espoir de cette
possession ne peut le satisfaire ou le maintenir
dans de justes bornes, c'est alors le cas de frapper
de grands coups pour arrêter les progrès d'une
passion qui menace de devenir funeste. Il faudra saisir toutes les occasions qui pourront faire
remarquer à l'adolescent les défauts de celle qu'il
adore ; on les lui présentera sous toutes les formes,
en faisant chanter celle qui n'a pas de voix, dan-
ser celle qui manque de grâce, etc., ainsi que le
recommande Ovide. On exagérera même de toutes
les manières ces défauts et ces imperfections, en
leur opposant les avantages et les qualités d'une
autre personne. Ce serait peu cependant, si l'on ne
parvenait par cette conduite qu'à inspirer le désir
de l'oubli ; car, suivant cette pensée de Labruyère,
» vouloir oublier un objet, c'est penser à lui ; pour
» l'oublier il faut penser à d'autres objets ». Ainsi,

l'on s'attachera à faire naître une passion d'une
autre nature, celle de la chasse, des voyages, etc.;
mais une inclination nouvelle produira toujours,
sans contredit, le résultat le plus certain et le plus
satisfaisant.

Alterius vires subtrahit alter amor.
(Ibid., lib. 2.)

Enfin, l'éloignement, le temps et les progrès de
la raison feront souvent ce que n'auront pu faire
les précautions indiquées.

C'est d'après les mêmes règles que devront être
dirigés les sentimens affectifs des jeunes filles. On
s'attachera à gagner leur confiance, et à leur inspirer, par une éducation bien entendue, ces principes de morale et de vertu qui sont toujours des
élémens de bonheur. Chez celles qui ont déjà
éprouvé des accidens qui dénotent l'extrême irritabilité du système nerveux, on insistera sur la
gymnastique et sur tous les exercices propres à
donner de la force à la constitution. On évitera
avec soin les mauvaises compagnies, les lectures
dangereuses, et généralement toutes les circonstances qui peuvent exalter l'imagination, exciter les
passions, remplir la tête de chimères. Jamais l'on
ne saurait employer trop de prudence, lorsqu'il
s'agit de produire la jeune fille dans des réunions
mondaines; car, pour nous servir d'une compa-

raison empruntée à une production littéraire de
l'époque, dont le titre nous échappe, elles sont
souvent pour elle ce que sont pour l'innocent
agneau les ronces et les broussailles au milieu desquelles il s'est engagé, et dont il ne se débarrassera
qu'après y avoir laissé quelque parcelle de sa toison.

Quant aux moyens préventifs qui pourraient être
réclamés par l'établissement difficile de la première
menstruation, ils ne diffèrent pas de ceux qui composent le traitement curatif de l'hystérie occasionée
par cette cause : il serait dès-lors superflu de les
mentionner ici.

ARTICLE QUATRIÈME.

Prophylaxie pendant l'âge adulte.

Sans tenir compte des exceptions, on peut établir d'une manière générale que les premières
années de la virilité ressemblent sous plus d'un
rapport et à quelques nuances près, aux dernières
années de l'adolescence. L'homme fait, quoique
moins impressionnable, est susceptible encore de
ressentir les cruelles atteintes d'un amour récent,
ou les suites non moins cruelles d'une passion
que l'espérance entretenait depuis long-temps dans
son cœur. Signaler les mêmes élémens de surexcitation nerveuse, c'est aussi signaler les mêmes
troubles intellectuels, qui sont à redouter ; c'est en

même temps indiquer les mêmes moyens prophylactiques, avec cette différence pourtant, qu'ils seront moins multipliés, puisque, pour faire diversion aux idées exclusives, il ne sera pas aussi facile de susciter une nouvelle inclination, et qu'il faudra compter sur d'autres ressources.

C'est assez généralement à une période plus ou moins avancée de l'âge adulte que se contractent les unions matrimoniales. Le choix qui devrait constamment présider à ces unions offrant une ressource prophylactique de la plus haute importance, c'est naturellement ici qu'il convient d'en faire mention.

Allier ensemble deux sujets d'une constitution chétive ou incomplétement développée, associer à une jeune fille douée ou non d'une impressionnabilité exagérée, un vieillard débile et cacochyme, ou bien un homme dans la force de l'âge, mais dont le système nerveux jouit d'une activité prédominante, c'est évidemment courir les chances de perpétuer dans les enfans la surexcitabilité nerveuse par défaut ou par excès. Ces chances deviennent plus inévitables, en quelque sorte, si déjà l'un ou l'autre, et à plus forte raison les deux individus qui se proposent de s'unir en mariage ou l'un de leurs ascendans en ligne directe, ont été affectés de quelqu'une des maladies qui se trouvent liées à cette modalité organique. En renon-

çant, au contraire, à des alliances contractées avec
de semblables dispositions, ou du moins en opposant à une constitution faible une constitution robuste, à un tempérament nerveux prédominant
un tempérament sanguin, on obtiendra chez les
descendans des constitutions et des tempéramens
mixtes, et l'on verra successivement s'éteindre
dans les générations l'aptitude à la surexcitation
nerveuse. Ce sont là des préceptes bien simples,
et dont les résultats certains sont journellement
démontrés par les pratiques usitées en économie
domestique pour le croisement et l'amélioration des
races d'animaux, mais que malheureusement pour
l'humanité, l'empire exercé par les convenances
sociales fait trop souvent perdre de vue.

Si l'âge adulte est moins accessible à certaines
passions, si quelques affections lui sont presque
étrangères, il en est qui lui appartiennent en
propre, et qui, habituelles et chroniques en quelque sorte, impriment à toute l'organisation un
cachet qui vient souvent se réfléchir sur les traits
de la physionomie. L'ambition, l'égoïsme, la dis-
simulation, l'avarice, la jalousie, les chagrins domestiques, les peines morales quelle qu'en soit la
source, sont de ce nombre, et s'observent, les unes
presque exclusivement chez l'homme, les autres
chez l'homme et chez la femme en même temps.
C'est à cette époque de la vie que l'homme exerce

avec le plus d'ardeur et de constance ses facultés
cérébrales, qu'il est le plus capable des actions
d'éclat, des productions brillantes qui décèlent le
savoir ou le génie; mais c'est aussi pendant sa
durée qu'il se livre à tous les excès, qu'il abuse
de toutes les jouissances. Que de circonstances
propres à exciter outre-mesure l'appareil de l'innervation, alors même qu'il ne présenterait pas
une aptitude excessive à être influencé par elles;
que de causes, pour le moment présent, d'épilepsies, d'hystéries, de névralgies, d'hypocondries,
d'aliénations mentales, et pour l'avenir, des maladies diverses qui ont été signalées ailleurs comme
pouvant être les conséquences plus ou moins tar-
dives de celles que nous venons de nommer !

L'hygiène nous offrirait, sans doute, les moyens
les plus efficaces pour prévenir ces désordres variés; elle nous apprendrait que pour conserver jus-
que dans un âge avancé l'intégrité fonctionnelle
des organes, il est nécessaire de ne pas les sou-
mettre à des stimulations trop violentes et trop
réitérées; elle nous prescrirait, en un mot, d'user
avec réserve de tout ce qui est utile et agréable,
d'opposer la modération aux passions véhémentes
et instantanées, le calme et la tranquillité de l'ame
à celles qui sont lentes et dépressives. Mais combien peu d'hommes se conforment à ces sages préceptes, alors même qu'ils en connaissent toute

l'importance ! De telle sorte que, dans un grand nombre de cas, force nous est d'appeler à notre aide les ressources de la thérapeutique proprement dite, ou de la médecine morale, pour empêcher l'invasion de maladies plus ou moins imminentes.

La saignée et l'usage des bains seront avantageux dans bien des circonstances, et surtout chez les sujets doués d'une grande susceptibilité nerveuse, pour empêcher les dérangemens qui pourraient être la suite d'une vive frayeur, d'une forte colère, d'une joie immodérée. On sait que chez les mêmes individus, les chagrins prolongés, après avoir déterminé de la pesanteur ou des douleurs de tête, de l'agitation, de l'insomnie, etc., finissent par déranger les facultés intellectuelles et par produire assez fréquemment la manie avec penchant au suicide. Les évacuations sanguines pourront encore être, dans ce cas, d'une utilité manifeste pour prévenir ce funeste résultat. Un physiologiste anglais, que nous avons déja cité plusieurs fois, Marshal-Hall, rapporte à ce sujet le fait suivant :

« Un homme perd sa fortune, et éprouve un » sentiment de poids et de pression sur la tête ; il » est privé de sommeil : quelques jours après il » essaie de se suicider en se divisant les muscles » et les vaisseaux du bras. L'hémorrhagie qui s'en-» suivit le fit tomber en syncope, et quand il

» revint à lui il avait horreur du suicide, et dit
» à ses amis que s'il eût été saigné, il n'aurait
» jamais voulu se détruire ».

Les peines morales, et surtout celles qui résultent de la perte d'un parent ou d'un ami, seront
calmées par les consolations, qui demandent toujours à être maniées avec une habileté particulière.
Nous en trouvons un exemple bien remarquable
dant cette ode qu'Horace adresse à l'auteur de
l'*Enéide*, pour le consoler de la mort de Quintilien.
Comme le poète lyrique sait faire abandon de la
gaîté, qui est son égide habituel contre les coups
de l'adversité, pour s'identifier, en quelque sorte,
avec la douleur de Virgile, pour la légitimer et
l'entretenir par de pieux souvenirs ; avec quel art
ensuite il cherche à l'exhorter à la résignation et
à opposer à ses regrets les inflexibles arrêts du
destin !

> *Durum ! sed levius fit patientiâ*
> *Quidquid corrigere est nefas.*
> *(Lib. 1, od. 20.)*

Nous trouverions encore un modèle non moins remarquable de cette prophylaxie morale, dans ces
stances si connues adressées par Malherbe à son
ami Duperrier, que la perte de sa fille plonge dans
une affliction continuelle.

Au savant, au littérateur, au magistrat, au

diplomate, dont le cerveau, fatigué par des méditations abstraites, par des travaux de tout genre,
par le soin des affaires publiques, menace de ne
plus exercer régulièrement ses fonctions, on pres-
crira, sinon le repos absolu, du moins un exercice
moins soutenu de l'intelligence. On leur conseillera
surtout de faire alterner leurs occupations sérieuses avec les distractions de toute sorte. Les voyages, les promenades régulières au grand air, la
fréquentation d'amis éclairés, la société des femmes, etc., seront principalement utiles pour rétablir l'équilibre. « C'est dans la société des femmes,
» dit Lecamus, cité par Louyer-Villermay, que
» l'homme perd son caractère farouche. Cicéron,
» après avoir écouté les leçons d'éloquence que lui
» donnait Scevola, son maître, venait se récréer
» dans la société de son épouse Lélia, dont les dis-
» cours, suivant l'expression de l'orateur romain,
» avaient la teinte la plus élégante .»

Sénèque, dans son livre *De tranquillitate animi*,
prescrit de ne pas tenir constamment l'esprit fixé
sur une même série d'objets, et de le distraire de
temps en temps par des jeux variés. Il rapporte à
cette occasion que Socrate ne rougissait pas de
s'amuser avec des enfans, et que Caton trouvait
dans l'usage des libations le moyen de se distraire
du soin des affaires publiques. Cette dernière source
de diversion ne serait peut-être pas à dédaigner,

avec l'expresse recommandation d'en user comme
devait le faire l'un des sept sages de la Grèce, et
de ne pas la convertir en une habitude plus propre à hâter le mal qu'à le prévenir.

Par quel genre d'exhortations faudra-t-il chercher à ramener dans la voie de la modération
l'homme égaré par une ambition démesurée ? A
l'aide de quels conseils sera-t-il possible de rele-
ver le moral abattu par l'adversité, aussi bien que
de s'opposer à l'envahissement de ce fol orgueil
que fait naître une prospérité inattendue ? Nous
ne pouvons répondre à ces questions, qu'en ren-
voyant le lecteur à deux odes d'Horace qu'il faudrait citer en entier, parce qu'elles renferment
dans toutes leurs parties des pensées de haute phi-
losophie qui devront toujours servir de guide et
auxquelles ils serait difficile de rien ajouter (1).

Disons enfin que, comme dans l'adolescence,
on obtiendra souvent les résultats les plus avantageux en opposant une nouvelle passion à celle qui
commence à devenir nuisible. « Ayant besoin d'une
» véhémente distraction, dit Montaigne, pour m'en
» distraire, je me fis par art amoureux et par es-
» tude, à quoy l'âge m'aydait. L'amour me sou-
» lagea et retira du mal qui m'était causé par
» l'amitié. »

(1) *Ad Dellium*, lib. 2, od. 3. — *Ad Licinium*, od. 7.

19

C'est vers la fin de l'âge adulte que le flux mensuel cesse chez la femme. L'utérus ne joue plus un rôle actif comme par le passé; mais, ainsi que nous l'avons vu plus haut, cet organe, en raison de ses surexcitations antérieures plus ou moins répétées, est exposé à devenir le siége d'altérations diverses, qu'il est souvent indiqué de prévenir par les saignées déplétives, l'application d'un cautère, etc. C'est aussi à cette époque qu'il faut s'attacher, par des moyens moraux bien dirigés, à prévenir les désordres intellectuels qui se montrent si fréquemment à la suite des changemens survenus dans l'existence physique et morale de la femme.

ARTICLE CINQUIÈME.

Prophylaxie pendant la vieillesse.

Nous le savons déjà, la vieillesse est une période de l'existence presque entièrement négative pour la surexcitation nerveuse; mais, comme nous le savons aussi, c'est pendant sa durée que l'on voit fréquemment se manifester des maladies qui sont les conséquences des stimulations dont les centres nerveux ont été antérieurement le siége. La prophylaxie de ces maladies se trouve donc déjà exposée tout entière dans les périodes précédentes, et notamment dans celle de la virilité. Plus l'homme

aura vécu conformément aux règles de l'hygiène,
plus il se sera tenu éloigné des causes de surexcitation, et plus il aura l'espoir de parcourir le
reste de sa carrière exempt de cette multitude d'infirmités souvent plus cruelles que la mort même.
A cette indication générale nous ajouterons seulement que si le vieillard tient à ne pas abréger les
jours qui lui sont encore réservés, il doit s'attacher
à ne pas joindre de nouvelles stimulations à celles
qui ont déjà retenti sur les organes de l'innervation, et surtout s'abstenir de celles qui résultent
des rapprochemens sexuels. Pour faire ressortir
toute l'importance de cette recommandation, nous
n'avons qu'à rappeler l'observation qui a terminé
la série des faits particuliers qui ont été rapportés
dans les deux premières sections du chapitre précédent. (Voir XLVI.ᵉ fait.)

SECTION SECONDE.

Traitement curatif.

Nous venons d'exposer d'une manière générale les
bases sur lesquelles doivent reposer les premières
indications qui se présentent dans le traitement des
maladies qui résultent de la surexcitation nerveuse
héréditaire. Il est évident que notre tâche serait
accomplie si le but que l'on se propose pouvait

être toujours atteint; mais il est loin d'en être ainsi.
Les maladies en question semblent déjouer les
précautions les plus attentives; elles se montrent
avec une ténacité et une tendance à la récidive
qui nécessitent, d'une part, la continuation assidue
des moyens préventifs hygiéniques, moraux ou
médicamenteux, et de l'autre, la connaissance parfaite des agens curatifs, proprement dits, qui leur
sont applicables, afin de pouvoir choisir parmi eux
ceux dont l'action modificatrice est la plus puissante. Cette double nécessité complète, selon nous,
la détermination de l'influence que les circonstances étiologiques relatives à l'hérédité doivent exercer sur la thérapeutique des affections morbides
qui font le sujet de ce travail. Mais qu'on ne pense
pas néanmoins que, la prenant strictement à la
lettre, nous allions maintenant passer en revue
tous les moyens qui composent les médications antispasmodique, calmante, révulsive, etc.; nous
avons seulement l'intention d'exposer aussi briève-
ment que possible les préceptes qui doivent diriger
la conduite du praticien, et de faire connaître
quelques-uns des agens curatifs qu'il pourra mettre
en usage avec le plus de chances de succès, et qui
lui seront fournis, tantôt par la matière médicale,
tantôt, et le plus souvent peut-être, par l'hygiène
et par la médecine morale.

Nous ne nous étendrons pas longuement sur le traitement de la surexcitation névropathique générale ou protéiforme qui nécessite rarement l'intervention active de nos moyens, et qui a d'ailleurs une si grande tendance à se dissiper naturellement ; disons seulement que quelque légers que paraissent les phénomènes qui la caractérisent, il importe toujours de s'opposer à leur reproduction par l'application constante et soutenue des préceptes prophylactiques précédemment exposés, et arrêtons-nous un instant sur la surexcitation qui se manifeste comme épiphénomène ou comme complication dans le cours de quelques maladies aiguës fébriles, aussi bien qu'à la suite des grandes opérations chirurgicales, parce que dans maintes circonstances elle peut devenir la source d'indications curatives particulières.

Dans tous les cas, il faut détourner l'irritation qui tend à se porter vers le centre encéphalique : les moyens les plus convenables pour obtenir ce résultat, sont les applications chaudes ou irritantes sur les extrémités inférieures ; mais les topiques qui provoquent la douleur ne doivent être employés qu'avec réserve, car il arrive souvent que chez les personnes nerveuses ils produisent des effets contraires à ceux qu'on veut obtenir ; ainsi les pédiluves et les cataplasmes très-chauds méritent généralement la préférence sur les sinapismes. Alors même que la maladie principale est méthodiquement combattue, les évacuations sanguines, les antispasmodiques, les calmans, peuvent être nécessaires si la surexcitation cérébrale sympathique devient prédominante; c'est au praticien judicieux à discerner les circonstances particulières qui réclament l'emploi de ces moyens. Nous ne pouvons entrer ici dans tous les détails que comporterait cette indication; mais nous dirons qu'en général les applications de sangsues aux malléoles ou à l'anus et la saignée du pied sont préférables à la saignée du bras; que parmi les antispasmodiques il faut choisir ceux qui sont le moins capables d'augmenter l'irritation des organes primitivement affectés; qu'enfin, les calmans doivent être choisis parmi ceux qui congestionnent le moins l'organe cérébral.

Dans bon nombre de circonstances, sans négliger des moyens pharmaceutiques dont l'emploi peut être convenable, le médecin tirera un grand parti des ressources de la médecine morale. Elles seront surtout précieuses dans le traitement des phénomènes nerveux qui se développent souvent après les grandes opérations. Combien de fois ne voit-on pas l'imminence d'accidens graves ou ces accidens eux-mêmes se dissiper lorsqu'une consolation ou une espérance a été donnée à propos au malheureux dominé par l'idée de la mutilation

qu'il vient de subir, et par celle des conséquences
qu'elle doit avoir plus tard pour lui et pour sa
famille?

Le délire nerveux qui se rattache évidemment
à la surexcitation cérébrale sympathique, résiste
aux antiphlogistiques et aux révulsifs les plus énergiques; il devra être combattu par l'usage du laudanum en lavemens, dont l'expérience a démontré
à Dupuytren l'incontestable efficacité.

Quant au délire ataxique, qui complique fréquemment certaines maladies, et surtout la pneu-
monie chez les sujets nerveux, le musc lui est
particulièrement applicable, à la dose de 75 cen-
tigrammes à 1 gramme et plus. Mais, suivant le
précepte de M. Récamier, il faut l'administrer à
doses filées, c'est-à-dire, en portions fractionnées
toutes les heures, et pendant six, huit ou dix heures au plus, car ses effets sont prompts ou nuls.

La surexcitation spasmodique entraînant avec
sa dénomination l'indication des moyens que réclame son traitement, il serait à peu près inutile
de nous arrêter aux généralités qui pourraient
être exposées à cet égard; mais nous devons mentionner les agens curatifs qui furent employés avec
un notable succès dans un des cas dont nous avons
rapporté l'histoire.

On n'a peut-être pas entièrement perdu de vue

que les palpitations nerveuses auxquelles était su-
jette Mme X*** (voir XIIe fait), avaient acquis
chez elle un degré d'intensité qui simulait une
hypertrophie du cœur. Les mouvemens tumultueux
de ce viscère ne pouvaient cependant, d'après les
commémoratifs, être attribués qu'à une concentration vicieuse des mouvemens vitaux, qui devaient
dès-lors être uniformément répartis. Les saignées
peu abondantes du bras et du pied, les frictions
sèches sur la peau, les exercices fatigans, et
surtout l'équitation, tels furent les moyens que
nous jugeâmes capables d'obtenir ce résultat, et qui
le produisirent en effet sans autre adjuvant, puisque au bout de trois mois cette dame fut débar-
rassée des accidens mentionnés, et que s'ils se
sont montrés de nouveau depuis cette époque,
ce n'a été que rarement et à un degré d'intensité
beaucoup moins prononcé.

Si l'anatomie pathologique a répandu de vives
lumières sur la thérapeutique des convulsions
symptomatiques en faisant connaître les lésions organiques auxquelles elles étaient liées, elle a été
a peu près impuissante à nous dévoiler la nature
intime de l'éclampsie idiopathique et sympathique,
dont elle n'a guère signalé que les conséquences;
en sorte que, dans un assez bon nombre de cas,
force nous est de nous laisser guider par l'em-

pirisme raisonné dans le traitement de cette affection.

Toutes les fois que la cause organique de l'éclampsie peut être découverte, c'est à elle qu'il faut s'adresser. Ainsi, les phlegmasies gastro-intestinales seront combattues par les antiphlogistiques; l'indigestion ou la surcharge de l'estomac par les boissons aromatiques ou les évacuans. S'il y a lieu de soupçonner la présence de vers dans le canal alimentaire, les anthelmintiques seront indiqués. Enfin, lorsque l'éclampsie sera produite par le travail de la dentition, que ses accès seront violens et se répèteront souvent; si les collutoires émolliens n'ont pas amené de l'amendement, il sera indiqué de recourir à l'incision des gencives tuméfiées.

Pendant la durée ou à la suite d'un accès d'éclampsie idiopathique ou sympathique, l'on a toujours à redouter une congestion sanguine vers l'encéphale, surtout chez les enfans héréditairement prédisposés; aussi les sangsues appliquées aux extrémités inférieures ou à l'anus sont, dans bien des cas, d'un grand secours pour la prévenir. C'est encore en raison de cette crainte, qu'il faudra donner la préférence aux purgatifs sur les vomitifs, quand il sera indiqué d'évacuer les voies digestives.

Nous avons fréquemment employé dans l'éclampsie sympathique *l'élixir de propriété* (1), à la dose de 1 à 2 grammes dans une potion additionnée de quelques gouttes d'éther ou de liqueur d'Hoffmann. Nous n'y avons eu recours qu'en l'absence de tout état inflammatoire, et principalement dans les cas où nous présumions l'existence de vers dans le canal alimentaire. Les convulsions nous ont paru assez souvent diminuer d'intensité et de durée sous l'influence de cette médication, et si nous énonçons ce résultat avec une certaine réserve, c'est que nous sommes persuadé que l'éclampsie des enfans est de toutes les maladies celle dont la marche peut le plus laisser en question l'efficacité d'une préparation pharmaceutique quelconque.

Il est une précaution qui doit être recommandée d'une manière générale dans le traitement de l'éclampsie, et que nous ne devons pas passer sous silence ; elle consiste à réveiller doucement l'enfant au bout de quelques instans de sommeil. En

_____

(1) Cette préparation, exhumée des vieilles pharmacopées et presque entièrement oubliée de nos jours, est composée comme il suit, d'après la formule de M. Soubeiran.

> Teinture de myrrhe, 4 parties.
> ———— de safran, 3 parties.
> ———— d'aloës, 3 parties.

Paracelse, qui en est l'inventeur, y faisait entrer l'esprit de soufre, que l'on a remplacé plus tard par l'acide sulfurique. Cette dernière substance n'entre pas dans l'élixir dont nous faisons usage ordinairement.

effet, suivant la remarque de Marshal-Hall, l'acide carbonique qui est l'exictant naturel du pneumo-gastrique, se trouve en plus grande abondance dans le poumon pendant le sommeil, qui peut dès-lors être considéré comme une circonstance capable de favoriser la manifestation de nouvelles attaques convulsives.

Ce n'est pas assez d'avoir mis fin à un accès d'éclampsie, il faut encore en prévenir le retour. Si l'on se rappelle ce qui a déjà été dit de la nécessité de supprimer l'allaitement alors que la menstruation se montre pendant sa durée, on concevra aisément que cette suppression, considérée d'abord comme moyen préventif, peut, dans bien des circonstances, être définitivement curative. C'est principalement à cette précaution que nous croyons avoir été redevable de plusieurs guérisons qui ne se sont pas démenties; en voici un exemple : chez l'un des enfans dont nous avons rapporté l'observation (voir XV.e fait), une dentition laborieuse et la menstruation de sa nourrice avaient pu être signalées comme causes déterminantes d'une éclampsie grave. Environ trois mois après, l'éruption des canines supérieures s'accompagna chez cet enfant de fièvre et d'agitation, mais il n'y eut pas la moindre menace d'affection convulsive. En eût-il été de même si sa mère n'avait cessé de l'allaiter, d'après nos instantes recommandations? Ce fait lui même et quelques autres semblables nous permettent au moins d'en douter.

Que l'éclampsie soit idiopathique ou sympathique, lorsque ses accès ont résisté aux divers agens médicateurs que l'on a pu diriger contre eux, et qu'ils se reproduisent fréquemment, le moyen le plus efficace à leur opposer consiste dans l'application d'exutoires au voisinage de la tête, et surtout d'un cautère ou d'un séton à la nuque. C'est là nature elle-même qui nous met sur la voie de cette médication, en nous montrant des enfans qui sont délivrés de convulsions par l'apparition d'exanthèmes suppurans du cuir chevelu, et qui en sont attaqués de nouveau lorsque ces exanthèmes viennent à disparaître ou à se dessécher : aussi cet enseignement a-t-il été accueilli dès la plus haute antiquité. Forestus rapporte que la coutume de cautériser les enfans à la nuque était tellement en usage de son temps, que les femmes de la campagne les apportaient dans les villes, où des prêtres leur pratiquaient cette opération tantôt avec le fer rouge tantôt avec des charbons ardens. Nous avons déjà remarqué que Willis insistait particulièrement sur l'application du cautère à la nuque chez les enfans qui sans avoir été atteints d'éclampsie y étaient héréditairement prédisposés. Ce fut par ce moyen que Zacutus-Lusitanus parvint à guérir un enfant qui était près de rendre le dernier soupir pendant une attaque convulsive. Cet enfant avait deux frères épileptiques, et huit de ses cousins paternels héréditairement prédisposés à l'affection convulsive, y avaient successivement succombé. Nous n'avons eu recours que dans trois circonstances à l'application d'un exutoire à la nuque, et elle fut suivie d'un succès incontestable. Les vésicatoires derrière les oreilles sont, après le cautère et le séton, auxquels les parens répugnent trop souvent, les moyens sur lesquels on peut le plus fonder l'espoir d'une guérison définitive.

Tous les praticiens connaissent les avantages presque constans obtenus par Dupuytren, de la méthode qu'il employait à l'exclusion de toute autre dans le traitement de la danse de Saint-Guy. Les immersions dans l'eau froide répétées cinq ou six fois dans un quart d'heure, et après lesquelles on provoque la transpiration par un exercice violent ou par la chaleur du lit, font, avec les pilules de Méglin, la base de cette méthode curative, qui, en raison de ses effets immédiats et des succès nombreux qu'elle a procurés à l'illustre chirurgien de l'Hôtel-Dieu, mérite la préférence dans l'immense majorité des cas. Dans ces derniers temps, M. Baudelocque a substitué les bains sulfureux aux bains froids, et a obtenu par ce traitement vingt-huit guérisons sur trente malades. D'après M. Rufz,

non-seulement les bains sulfureux jouiraient d'une
efficacité plus marquée que les autres moyens,
mais encore ils auraient l'avantage d'abréger notablement la durée de la maladie. Enfin, nous
mentionnerons comme pouvant trouver une application avantageuse dans certains cas, la méthode
adoptée par Bouteille, et qui consiste dans l'emploi combiné des évacuations sanguines et des purgatifs. Telles sont parmi les nombreuses médications
proposées contre la chorée, celles qui peuvent
généralement être employées avec le plus de confiance. Quelle que soit, au reste, celle que l'on
adopte, il ne faut pas perdre de vue qu'elle sera
toujours puissamment secondée par l'usage bien
dirigé des moyens hygiéniques, et surtout par les
exercices gymnastiques, la natation, les promenades
au grand air, etc. Le régime alimentaire réclame
aussi quelque attention; ainsi, chez ces enfans dont
la constitution est profondément débilitée, on se
trouvera bien d'insister sur les alimens riches en
principes nutritifs, sur l'usage du vin, etc. Il n'est
pas rare de voir, sous l'influence d'une alimenta-
tion réparatrice et même excitante, se manifester
dans l'économie une modification qui favorise singulièrement la guérison.

Indépendamment des moyens prophylactiques
qui fourniront toujours de puissantes ressources

au praticien, ce n'est que sur la connaissance approfondie des causes qui, mettant en jeu la surexcitabilité nerveuse, provoquent et entretiennent les accès d'hystérie, qu'il pourra baser sa conduite thérapeutique.

A l'hystérie dépendante des efforts que fait la nature pour établir la première menstruation, il conviendra d'opposer les pédiluves irritans, les bains de siége, les vapeurs légèrement stimulantes dirigées sur la vulve, etc. S'il existe des signes de pléthore sanguine, une saignée du pied, les applications de sangsues à l'anus ou aux cuisses, sont les moyens dont on peut le plus espérer. Quand l'affection hystérique est occasionée par la suppression ou par les irrégularités du flux menstruel, les sangsues en petit nombre appliquées à la partie interne et supérieure des cuisses, auront souvent pour effet de le rappeler ou de le régulariser. Il demeure bien entendu qu'une vie active, un exercice porté jusqu'à une légère fatigue, un régime approprié à la constitution des malades, seconderont l'action de ces médications.

Chez une jeune fille ardente, passionnée, chez celle dont l'imagination a été dépravée par une éducation morale vicieuse, le mariage est souvent le seul moyen auquel on puisse avoir recours pour mettre fin à des accès d'hystérie. Mais c'est à tort que quelques auteurs, considérant le besoin des rapprochemens sexuels comme la cause unique de cette maladie, ont conseillé l'union conjugale indistinctement dans tous les cas, puisqu'il est bien démontré que l'abus des jouissances vénériennes est souvent une cause déterminante de l'hystérie. Ainsi le mariage ne peut réellement être envisagé comme moyen curatif, que dans les conditions précitées, ne fût-ce que pour prévenir ou pour faire cesser l'habitude de l'onanisme, qui peut à son tour provoquer et entretenir des accès hystériques.

L'hystérie qui dépend des peines de l'âme ne peut être heureusement combattue que par les moyens hygiéniques, les distractions, les occupations variées, etc. Faire diversion aux affections dominantes et les remplacer par des affections moins pénibles ou même par des affections agréables, tel est le but qu'il s'agit d'atteindre et vers lequel devront être dirigées les ressources habilement ménagées de la médecine morale. Dans ces circonstances délicates le médecin s'attachera d'abord à gagner la confiance entière des malades par son aménité, par son maintien réservé : il s'insinuera peu à peu dans toutes leurs pensées, dans tous leurs sentimens ; il compatira à leurs peines, les légitimera, les partagera, en quelque sorte, en même temps qu'il fera valoir avec adresse et ménagement les moindres sujets de consolation ; il

saisira enfin toutes les occasions qui se montreront
favorables pour amener des confidences, pour exciter les larmes : qui ne connaît leur puissance et
leur efficacité? qui ne sait qu'elles sont une véritable crise morale, seule capable peut-être d'allé-
ger le cœur du poids qui l'oppresse, ou, pour parler
un langage moins figuré, de diminuer l'innervation
affective exagérée au point de constituer et d'entretenir un état maladif?

Lorsque l'hystérie se manifeste à cette époque
de la vie où la cessation définitive des menstrues
est annoncée par leurs irrégularités, ce serait au
moins en vain, si ce n'était au préjudice des malades, que l'on s'efforcerait de rappeler vers la matrice une fluxion dont elle ne doit plus être le
siége. Les saignées déplétives, l'emploi de quelques minoratifs, l'établissement d'un cautère, con-
viendront plus particulièrement dans de semblables
cas. Les saignées peu abondantes du bras et les
applications de sangsues au sacrum seront surtout
utiles pour combattre les engorgemens qui auront été préparés par les surexcitations utérines
antérieures.

Après ces règles de traitement, qui sont les
seules applicables à l'hystérie dépendante d'une
prédisposition héréditaire, que dire des nombreux
agens médicamenteux tour à tour conseillés contre
cette affection? Rien, si ce n'est qu'on peut les em-

20

ployer comme palliatifs, et sans leur accorder une
confiance exclusive. Nous ferons cependant une
mention particulière des lavemens d'eau froide, re-
commandés par M. Foville, non-seulement pour
faire cesser un accès hystérique, mais aussi pour
en prévenir le retour. Si ce moyen est réellement
utile, ce ne peut être qu'en diminuant par son action sédative la surexcitation dont l'organe utérin
est le siége. Nous n'y avons eu recours qu'une
fois chez une des malades dont nous avons rapporté l'histoire (voir XX.ᵉ fait); mais ce fut sans
succès, parce que, malgré toutes les précautions,
l'eau froide était rejetée dès qu'elle arrivait dans
le rectum.

L'indication la plus rationnelle qui se présente
dans le traitement de l'épilepsie, consiste, comme
dans celui de l'éclampsie, à faire cesser les causes
organiques à l'existence desquelles cette affection se
trouve liée. Mais ces causes sont tellement variées,
qu'il est impossible de tracer des règles de conduite qui puissent convenir à tous les cas; c'est au
praticien à surveiller attentivement toutes les circonstances, même les plus minutieuses, qui peuvent
le mettre sur la voie. Tantôt il lui faudra combattre la pléthore générale, tantôt il devra provoquer le vomissement, comme Van-Swieten le fit
avec succès chez un jeune homme dont les accès

s'annonçaient par un tremblement convulsif de la lèvre inférieure, et qui s'en trouvait bientôt débarrassé si le vomissement avait lieu pendant sa durée. Un vomitif donné trois jours avant la pleine lune, époque à laquelle le paroxysme épileptique se renouvelait tous les mois, un calmant prescrit le soir, et l'usage des toniques pendant les jours suivans, procurèrent une guérison définitive au bout de six mois (1). Chez le grammairien dont nous avons déja parlé (voir pag: 162), et qui était pris également d'épilepsie lorsqu'il supportait trop long-temps l'abstinence, *quotiès vel nimis vehementer doceret vel cogitaret aut esuriret*, Galien parvint à prévenir les accès en lui faisant prendre toutes les trois heures une petite quantité de pain sec ou trempé dans du vin. Dans quelques circonstances, c'est le flux menstruel qu'il s'agit de provoquer ou de régulariser; dans d'autres, la suppression des hémorrhoïdes, de la transpiration, d'un ulcère ancien, d'un exanthème, doit particulièrement attirer l'attention.

Lorsque les accès s'annoncent par ces sensations décrites sous le nom d'*aura epileptica*, et qu'elles ont leur point de départ sur une partie éloignée, on a conseillé d'appliquer une ligature fortement serrée, dans le but d'empêcher leur ascension jus-

(1) *Loco cit.*, aph. 1080, tom. 3, pag. 439.

qu'au cerveau. On trouve déjà dans Galien un exemple de l'efficacité de cette pratique (1), et depuis lui les auteurs en ont rapporté plusieurs autres. La destruction par le caustique ou par l'extirpation de la partie qui est le siége de l'*aura epileptica*, a été également conseillée; mais, bien que ce genre de médication ait réussi dans certains cas, ce serait s'abuser que de compter sur son infaillibilité. Esquirol rapporte que chez une jeune fille de la Salpétrière, le gros orteil par lequel commençait l'accès fut cautérisé jusqu'à l'os; il arriva seulement que l'épilepsie ne fut plus annoncée par l'*aura*, et que ses paroxysmes devinrent plus violens et plus fréquens (2).

Une simple énumération des médicamens conseillés et employés contre l'épilepsie ferait la matière d'un livre volumineux. Tous les jours encore, des substances nouvelles empruntées aux trois règnes de la nature sont préconisées avec des succès à l'appui de leur efficacité; mais l'on s'inquiète peu de savoir si les guérisons ont lieu *par leur usage* ou seulement *pendant leur usage.* On ne tient aucun compte des changemens favorables que la révolution des âges amène dans la constitution, et l'on se hâte d'attribuer l'honneur d'un succès à des remè-

(1) *De Locis affectis*, lib. 3, cap. 8, pag. 76.
(2) Ouvrage cité, tom. 1, pag. 326.

des que leur nullité fera bientôt retomber dans
l'oubli qu'ils méritent. Esquirol, qui a expérimenté
la plupart de ces médications pharmaceutiques et
qui a fait une juste appréciation de leur valeur,
avoue de bonne foi qu'il ne croit pas leur être
redevable d'une seule guérison. Ainsi, si l'on croit
devoir les employer, il ne faut pas s'abuser sur la
réalité des secours qu'on peut en attendre; il ne
faut pas surtout qu'un espoir mal fondé fasse négliger le traitement hygiénique, dont la supériorité
a été constatée par tous les bons observateurs
anciens.

On s'attachera à éloigner les causes physiques
ou morales que l'expérience a appris avoir une influence sur la reproduction des accès; on évitera
l'insolation, la réunion dans des lieux trop échauffés
et mal aérés, les circonstances qui peuvent provoquer la crainte, la terreur, la colère, etc. Les
excitans seront entièrement bannis du régime;
l'usage du café, du vin, des liqueurs spiritueuses,
sera surtout interdit. Frédéric Hoffmann prescrit
de s'abstenir de toute boisson fermentée, et de
faire exclusivement usage de l'eau pure; il ajoute
qu'il a vu des épilepsies opiniâtres et héréditaires,
notablement diminuées et même entièrement gué-
ries par la rigoureuse observation de ce régime :
« *In quâlibet epilepsiâ præstat ab omni vino atque
cerevisiâ abstinere, ac purâ potius aquâ uti; de quâ*

*sœpius observavi quòd contumacem imò à parentibus
derivatam epilepsiam, insigniter vel mitigaverit, vel
penitùs depulerit* » (1). Enfin, l'on aura recours à
tous les moyens fournis par la diététique et par la
gymnastique pour modifier le tempérament, et
le refondre, en quelque sorte, ainsi que le voulait
Hippocrate, en s'appuyant sur cette donnée acquise
par son observation, savoir, que l'épilepsie disparaît souvent par le seul fait des modifications que
la puberté apporte dans l'organisme. Le commen-
tateur de Boërrhaave, après avoir développé les
préceptes qu'il faut suivre pour obtenir ces changemens dans la constitution, cite à l'appui de leur
importance le cas de plusieurs épileptiques qui,
étant passés dans les Grandes-Indes, furent exempts
de leur maladie tout le temps qu'ils séjournèrent
dans ces contrées. De retour dans leur patrie,
quelques-uns d'entre eux, jouissant tout-à-coup et
de toutes les manières d'une fortune acquise à travers les dangers, furent de nouveau atteints d'épilepsie, d'autres en demeurèrent définitivement
délivrés (2).

(1) *Loco cit.,* cap. 1, pag. 16.
(2) *Loco cit.,* pag. 436.
Comme Van-Swieten le fait très-bien observer, les migra-
tions dans les contrées lointaines ne sont pas à la portée de
tous les malades; mais l'indication de changer la constitution
subsiste toujours, indication la plus rationnelle de toutes, sans

De tous les moyens curatifs de l'épilepsie, il
n'en est pas de plus puissant que celui dont il a

contredit, et qui rentre tout-à-fait dans notre sujet, puisqu'elle
a pour but de détruire la cause prochaine de l'épilepsie; aussi
avons-nous jugé convenable de compléter les détails dans lesquels nous sommes déjà entré, par une note destinée à faire
connaître un moyen qui se rattache à cette indication, et sur
lequel M. le docteur Selade, de Bruxelles, vient récemment
d'appeler l'attention des praticiens. (Voir la *Belgique médicale* du 18 Août 1844.)

Ce moyen consiste à développer artificiellement une fièvre
intermittente, en exposant les malades pendant plusieurs jours
et régulièrement à un froid vif auquel on fait succéder la chaleur du lit et de la chambre. On obtient ainsi les trois stades
d'un accès fébrile, qui continuent à se reproduire périodiquement, même après que l'action du froid artificiel a été dis-
continuée, et par le seul fait de l'habitude contractée par l'économie; ce qui prouve évidemment que le système nerveux
joue le rôle principal dans ce phénomène de physiologie morbide. La possibilité de ces résultats a été démontrée par M. le
professeur Rostan, qui les a obtenus en agissant par les bains
froids; par M. Brachet, de Lyon, qui a expérimenté sur lui-
même en se baignant pendant plusieurs nuits de suite, et au
mois d'Octobre, dans la Saône (voir l'*Esculape* du 7 Février
1841); enfin par M. Selade lui-même, qui est parvenu à provoquer des accès intermittens en exposant, légèrement vêtues,
dans une cour froide, les deux femmes épileptiques chez lesquelles il a obtenu une guérison qui paraît définitive.

Le praticien de Bruxelles a été conduit à cette médication
substitutive après avoir plusieurs fois remarqué que l'apparition spontanée d'une fièvre intermittente avait modifié avanta-
geusement l'épilepsie. Cette remarque avait été faite déjà depuis
long-temps; Hippocrate avait dit: *Quartaná laborantes magno*

été déjà fait mention pour l'éclampsie; nous voulons parler des exutoires à la partie postérieure de

*morbo non capiuntur; si autem capiuntur et quartana super-
veniat, liberantur.* Van-Swieten cite deux cas d'épilepsie guérie
par l'apparition d'une fièvre intermittente; dans l'un de ces
cas, la guérison se soutint, bien que la pyrexie, qui avait le
type quarte, eût été combattue par le quinquina. Dans ses deux
observations, M. Selade ne dit pas s'il a eu recours à ce moyen,
et la guérison paraît avoir été opérée à la suite des modifications
imprimées à l'appareil nerveux par la fièvre intermittente artificielle, que l'on aurait laissé s'épuiser d'elle-même. Nous pensons
toutefois qu'après une certaine durée, il conviendrait de combattre l'état pathologique substitué, qui pourrait d'ailleurs être
produit de nouveau si la guérison de l'épilepsie ne se main-
tenait pas. Le fait rapporté par Van-Swieten vient à l'appui
de cette manière de voir, qui nous semble aussi trouver quelques
élémens de confirmation dans les succès que l'on obtient quand
on peut parvenir à régulariser les accès épileptiques et à les
combattre par les antipériodiques. Voici à ce sujet un fait
pratique qui mérite d'être connu, et qui est bien propre à démontrer l'efficacité de cette conduite thérapeutique, conseillée
par le professeur Dumas, de Montpellier.

Un médecin qui a laissé à Toulouse les plus honorables souvenirs, le docteur Dubor, professeur et doyen de notre ancienne
Faculté, racontait dans ses conférences qu'il croyait n'avoir
guéri qu'un seul cas d'épilepsie. Il s'agissait d'un homme qui
éprouvait un accès de cette maladie toutes les fois qu'il avait
des rapports avec sa femme. Le praticien dont nous parlons lui
donna le conseil de régulariser ces rapports de manière à ce que
les conséquences pathologiques qu'ils entraînaient se montrassent
tous les trois jours. Cette marche une fois bien établie, il eut
recours au quinquina, et le malade fut à jamais préservé de
ses accès. Dans ce fait, que nous ne connaissons que par tra-

la tête, à l'emploi desquels Willis semble avoir
été conduit par une circonstance fortuite. Une
jeune fille éprouva, aux approches de la puberté,
des douleurs de tête, des vertiges, et enfin de
véritables accès épileptiques. Au début d'un de
ces accès elle tomba dans le feu, et se brûla
horriblement la face et le sommet de la tête. Il se
forma des escharres profondes et étendues, la
table externe des os fut même exfoliée. Pendant
tout le temps que les plaies suppurèrent, cette
jeune fille n'éprouva point d'accès, et ils se reproduisirent après leur cicatrisation (1).

La médication dont il s'agit se trouve conseillée
par la plupart des auteurs; mais il ne faut pas se
borner à l'application d'un seul cautère à la nuque,

dition, il était sans doute plus rationnellement indiqué de supprimer la cause déterminante de l'épilepsie ; mais il est probable
que le docteur Dubor n'avait pu y parvenir, lui dont les pres-
criptions à cet égard étaient assez ordinairement formulées de
la manière suivante : *Sit Venus nulla vel saltem moderata.*

En résumé, l'analogie et l'observation démontrent les bons
résultats que l'on peut retirer du mode de traitement proposé
par M. Selade. Comme lui, nous pensons qu'il ne doit pas être
toujours exempt d'inconvéniens, et qu'il peut rester inefficace
lorsque l'épilepsie est entretenue par une altération organique
ayant son siége dans l'encéphale ; mais nous le jugeons opportun et utile dans les cas plus nombreux qu'on ne le croit peut-
être, où cette affection se trouve uniquement liée à la surexcitabilité nerveuse générale ou locale.

(1) *Loco cit.,* cap. 3, obs. 1, pag. 27-28.

il faut, au contraire, les multiplier sur le trajet des vertèbres cervicales et en entretenir long-temps la suppuration. C'est par ces cautérisations, employées avec activité et persévérance, que M. Fiévée de Jumond a obtenu récemment plusieurs guérisons complètes d'épilepsies anciennes (1). Si cette affection et les productions organiques, conséquences de ses attaques, résistent à ce traitement énergique, l'on peut à bon droit les considérer comme incurables.

L'hypocondrie tirant sa première origine d'une série d'idées vicieuses par suite desquelles les malades sont sans cesse portés à exagérer des souffrances légères ou à se créer des souffrances imaginaires, il est évident qu'il s'agit d'abord de faire diversion à ces idées et de leur en substituer d'autres d'une nature tout opposée. Sans doute, il est toujours indiqué de détruire ou d'atténuer les causes qui ont déterminé la maladie et qui l'entretiennent ; mais, à part cette indication, son traitement repose entièrement sur les moyens moraux et hygiéniques. Parmi les auteurs anciens, plusieurs avaient entrevu cette grande vérité ; ce qui semblerait prouver en quelque sorte qu'ils se doutaient de la véritable nature de l'hypocondrie. On trouve

(3) Voir l'*Esculape* du 26 Novembre 1840.

notamment dans Baglivi (1) des préceptes de la
plus haute importance, qui devraient toujours être
présens à l'esprit du médecin dont les soins sont
réclamés par un hypocondriaque ; car c'est dans
leur méditation attentive et dans leur rigoureuse
observation qu'il puisera les élémens d'une thérapeutique vraiment utile.

L'habitation à la campagne, les occupations du
jardinage, les promenades en plein air, les exercices musculaires fatigans, l'escrime, la chasse,
l'équitation, surtout si le malade n'y est déjà ha-
bitué, les voyages, etc. ; tels sont les moyens généraux à l'aide desquels l'on pourra produire une
diversion salutaire. Il conviendra d'éviter avec soin
pour les hypocondriaques la société des individus
affectés du même mal ; car il en résulte une sorte
d'influence contagieuse qui peut suffire à elle seule
pour déterminer la maladie chez un sujet qui s'y
trouve prédisposé.

Sans abonder complétement dans les idées des
malades, le médecin se gardera de les heurter de
front ; mais il cherchera à leur persuader que les
maux dont ils se plaignent sont loin d'être aussi
sérieux qu'ils le pensent : il donnera toujours l'assurance d'une guérison prochaine, et fera valoir
les circonstances les plus minimes comme des in-

(1) *Prax. med.*, cap. 14, *de Med. animi morbis.*

dices d'une amélioration et des préludes certains
d'un rétablissement complet. Toutes ses prescrip-
tions, soit de moyens hygiéniques, soit de remè-
des, qui, le plus souvent, ne constitueront pour
lui que des agens moraux, il les fera avec l'intime
conviction de leur nécessité ainsi que de leur réus-
site, et cette conviction il devra la faire passer
dans l'esprit des malades.

Dans bien des circonstances, des conversations
étrangères aux idées exclusives qui occupent les
hypocondriaques fourniront à l'homme de l'art de
puissantes ressources. Souvent aussi il obtiendra
les résultats les plus favorables s'il sait s'emparer
de l'imagination, pénétrer dans les replis les plus
cachés du cœur, et provoquer ces épanchemens
affectueux, ces larmes abondantes qui procurent
ordinairement un soulagement si marqué. Nous
avons cité ailleurs (voir **XXII.**e fait) un exemple
bien remarquable de l'efficacité de semblables
moyens; mais, il faut en convenir, cette partie de
la thérapeutique morale n'est pas à la portée de
tous les médecins, car elle nécessite un tact particulier, basé sur la connaissance approfondie du
cœur humain, et en même temps une liaison d'in-
timité entre le malade et l'homme auquel il a ac-
cordé une entière confiance, conditions qui se trouvaient réunies dans le cas qui vient d'être rappelé.

Il est enfin d'autres moyens qui ne doivent pas

être négligés dans le traitement de l'hypocondrie,
parce qu'ils ont pour but de faire naître des mouvemens expansifs qui ont des résultats analogues à
ceux que produisent les larmes, bien qu'ils diffèrent
essentiellement de ces derniers par leur manifestation extérieure : nous voulons parler de la lecture
des romans facétieux, de la société des personnes
enjouées, de la fréquentation des spectacles amu-
sans, etc. Il est bien vrai que faire rire un hypocondriaque n'est pas toujours chose facile; mais si
la difficulté bien connue d'arriver à un résultat
n'empêche pas de recourir aux agens médicateurs
ordinaires, pourquoi ne pas procéder de la même
manière pour les agens moraux? pourquoi ne pas
tenter de provoquer l'hilarité chez les hypocondriaques? d'autant mieux que si leur front ne se
déride pas spontanément, on pourra du moins
espérer, dans bien des circonstances, de les voir
rire en obéissant à cette propension imitative, que
la douleur la plus profonde est le plus souvent
impuissante à maîtriser. Ces crises partielles, physiques et morales tout ensemble, reproduites avec
opportunité, seront autant de secousses favorables
qui, en détruisant la fixité des idées, en détour-
nant l'innervation vicieusement concentrée, devront
inévitablement contribuer pour une part active à
la guérison, ou tout au moins au soulagement des
malades.

Les hypocondriaques doivent éviter de charger leur estomac d'une trop grande quantité d'alimens ou de substances indigestes ; il faut, en outre, qu'ils se prémunissent contre les émotions pénibles qui pourraient interrompre le travail de la digestion. Georget rapporte qu'il a connu un individu tellement précautionné à cet égard, qu'il défendait qu'on lui remît une lettre après son dîner, dans la crainte qu'elle lui apprît quelque nouvelle inquiétante. En général, ils se trouveront bien de l'usage de l'eau pure ou légèrement rougie : les boissons excitantes devront leur être sévèrement interdites ; leurs habitations et leurs vêtemens seront disposés de manière à les garantir des vicissitudes atmosphériques, qui peuvent avoir des effets plus fâcheux chez eux en raison de la susceptibilité dont ils sont doués.

Quant aux divers médicamens réclamés par les névroses qui constituent la seconde période de l'hypocondrie, ils sont fournis par la classe nombreuse des sédatifs et des antispasmodiques. Nous aurons tout dit sur ce qui les concerne, en disant que quelque efficaces qu'on les suppose, ils seront toujours frappés d'impuissance, si on ne leur associe les moyens purement intellectuels, et si déjà on n'est parvenu à rompre le cercle vicieux dans lequel était enfermée l'imagination des malades.

Enfin, le traitement de la troisième période n'est

autre que celui des phlegmasies chroniques et des
altérations organiques de toute sorte. Il est bon de
savoir cependant que cette période n'arrive pas
aussi souvent qu'on pourrait le craindre ; en s'en
rapportant exclusivement aux croyances et aux
renseignemens des hypocondriaques ; par conséquent il demeure toujours indiqué de ne pas renoncer aux modificateurs moraux et hygiéniques.

A part les agens curatifs particuliers que peuvent réclamer certaines causes auxquelles se trouve
liée l'aliénation mentale , à part aussi ceux que nécessitent quelques symptômes prédominans manifestés pendant sa durée , l'indication fondamentale
dans le traitement de cette affection consiste à
diriger convenablement l'intelligence , les passions
et les affections.

Les moyens de diversion qui conviennent dans
l'hypocondrie , peuvent trouver une utile application dans certains cas donnés ; mais en général, le
choix à faire parmi les ressources morales doit être
subordonné aux causes individuelles de la folie
et à la forme des désordres qui la caractérisent.
« Tantôt, dit Esquirol , il faut agir par la méthode
» perturbatrice , briser le spasme par le spasme,
» et mettre en avant tous les moyens capables
» d'étonner , d'émouvoir , et cela dans le but de
» rompre la chaîne vicieuse des idées, de détruire

» leur fixité; tantôt, au contraire, il faut entrer
» dans la confiance des aliénés, en raisonnant dans
» le sens de leur délire, en les approuvant, en les
» flattant. Certains malades doivent être réprimés
» dans leur caractère entier, domptés dans leurs
» emportemens; d'autres, au contraire, demandent
» à être excités, encouragés. Dans quelques cas,
» il s'agit d'opposer les passions les unes aux autres;
» dans d'autres, de substituer une passion réelle à
» une passion imaginaire, etc., etc. »

Arrêtons-nous à ces généralités, car si nous vou-
lions essayer d'en sortir, nous ne pourrions présenter que des détails fort incomplets, qu'une
reproduction bien pâle de ces préceptes que l'on
trouvera tracés de main de maître dans l'important
ouvrage auquel a été emprunté le passage qui précède. Ajoutons pourtant que l'isolement doit être
considéré comme une condition bien propre à assurer le succès du traitement, ne fût-ce que parce
que dans cette nouvelle position les idées et les
affections des aliénés sont moins exaltées, leurs
impressions moins multipliées, moins vives, moins
irritantes. Il est prudent toutefois de ne le pres-
crire que lorsque les caractères de la folie se sont
bien dessinés.

Enfin, la prolongation de la folie nécessite souvent les médications qu'Esquirol nomme empiri-
ques, pour les distinguer de celles qui s'adressent

directement à la nature de la folie et à ses causes particulières. C'est ainsi que les bains à diverses températures, que les douches, les purgatifs, les antispasmodiques, les révulsifs, etc., peuvent dans bien des cas trouver une utile application ; mais c'est toujours au praticien judicieux à choisir parmi ces moyens ceux qui doivent le mieux s'adapter aux circonstances variées pour lesquelles il croit devoir y recourir.

Les névralgies, quel que soit leur siége, qu'elles se montrent comme affections concomittantes dans l'hystérie et l'hypocondrie, ou qu'elles se manifestent isolément, ne peuvent être combattues que par les antiphlogistiques, les calmans et les antispasmodiques, ou bien encore par les antipériodiques lorsqu'elles affectent une marche intermittente ou rémittente. Ces diverses maladies se présentent, au reste, avec des caractères si variables, qu'il serait tout-à-fait impossible de tracer des règles de conduite qui pussent convenir à tous les cas. Contentons-nous donc d'ajouter à cette indication générale l'exposé du traitement que nous avons employé avec succès chez une dame qui nous a fourni une observation (voir **XLV.**ᵉ fait), et dont il a été aussi question dans la deuxième section du chapitre précédent, à l'occasion des désordres consécutifs à son affection névralgique. (Voir pag. 223.)

Nous avons vu d'abord que les douleurs lombaires éprouvées par cette jeune dame étaient bien évidemment de nature névralgique. Tous les moyens calmans et antispasmodiques, parmi lesquels il faut noter quatre cents pilules de Méglin, la morphine et la vératrine en frictions, ou par la méthode endermique, furent mis en usage pendant près de six mois sans procurer le moindre soulagement. Le sulfate de quinine combiné avec la valériane parvint seulement, dans une ou deux circonstances, à suspendre les paroxysmes, qui ne tardèrent pas à se manifester de nouveau. Nous avons vu, en second lieu, que ces douleurs avaient été suivies d'un engorgement utérin dont le toucher avait révélé l'existence.

En nous rappelant ce que nous savions de la susceptibilité de l'utérus, puisque, comme nous l'avons dit, notre jeune malade avait fait une fausse couche à la suite d'une émotion morale instantanée, et que nous lui avions donné des soins dans cette occasion, nous nous arrêtâmes à penser que les douleurs névralgiques avaient congestionné cet organe, et que cette congestion, réagissant sur l'affection première, l'entretenait et s'opposait formellement à la guérison. En conséquence, nous jugeâmes convenable de renoncer à toute médication anti-névralgique, jusqu'à ce que l'utérus eût été autant que possible débarrassé de l'engorgement dont il était

le siége; et pour obtenir ce résultat, nous donnâmes
la préférence aux petites saignées du bras droit et
aux applications de sangsues à la région sacrée.

Trois saignées de 250 ou de 180 grammes, pra-
tiquées à huit ou à quinze jours d'intervalle, suf-
firent, avec deux applications de sangsues, pour
produire une amélioration sensible. Nous eûmes
alors recours à l'acétate d'ammoniaque (1), employé

(1) Nous avons été conduit à l'emploi de ce médicament par la
lecture et la méditation d'un article très-bien conçu, ayant pour
titre : *De l'Action thérapeutique de l'acétate d'ammoniaque.*
(Voir les n.os 1 et 4 de l'*Esculape*, 7 et 28 Février 1841.) L'auteur, qui n'a signé cet article que des initiales de son nom ,
rappelle que M. Brachet, à la suite de ses immersions nocturnes
dans la Saône, dont nous avons déjà eu occasion de parler (voir
la note de la page 310), fut amené par une circonstance fortuite
à l'emploi de ce médicament pour empêcher le développement
du stade algide dans les fièvres intermittentes. Considérant ensuite que dans l'ivresse, alors qu'elle n'est pas portée au point de
congestionner le cerveau; que dans la courbature, état morbide
complexe auquel le système nerveux participe sans aucun doute;
que dans la dysménorrhée occasionée par une excitation nerveuse
exagérée, l'acétate d'ammoniaque administré à faible dose n'agit
pas comme diffusible ou diaphorétique, puisque les sueurs ne
sont pas une condition nécessaire de l'amélioration qu'on obtient;
il établit que ce médicament agit comme sédatif, en décentra-
lisant la puissance nerveuse, et il confirme cette manière de voir
par deux observations cliniques rapportées avec détail.

Parmi les travaux thérapeutiques, trop rares peut-être, qui
ont pour résultat de faire naître la persuasion dans l'esprit du
praticien, nous n'hésitons pas à ranger celui dont nous faisons
ici mention. L'emploi fréquent que nous avons fait de l'acétate

pendant deux mois à la dose de 1 à 4 grammes, et sous l'influence de cette dernière médication se trouvèrent complétement enrayées des souffrances dont la violence et la prolongation commençaient à détériorer la constitution. Un mois après avoir cessé tout traitement, les signes de l'engorgement utérin n'existaient qu'à un bien faible degré, et pendant cet espace de temps la jeune malade, qui semblait renaître à une nouvelle existence, n'avait éprouvé que quelques élancemens névralgiques passagers, qui paraissaient avoir été déterminés par des émotions morales. Ajoutons à ces détails que les moyens hygiéniques et l'usage des eaux thermales

d'ammoniaque dans diverses maladies, et surtout dans les névroses, nous ayant mis presque toujours à même de vérifier la justesse des conclusions qui terminent cet article, nous jugeons opportun de les reproduire pour compléter cette note.

1.º L'acétate d'ammoniaque n'est pas seulement un stimulant diffusible, il est surtout antispasmodique ;

2.º Il est stimulant diffusible à haute dose ; il est antispasmodique à petite dose ;

3.º Ses qualités antispasmodiques expliquent ses qualités diaphorétiques, car s'il agit en distribuant les forces nerveuses du centre à la périphérie, ou d'une partie du corps vers toutes les autres, il doit agir consécutivement sur les capillaires ou les surfaces dermiques de manière à leur communiquer une plus grande activité ;

4.º L'acétate d'ammoniaque devra être employé toutes les fois qu'il y aura accumulation exagérée d'influx nerveux sur un organe, parce que sous son influence l'innervation peut être ramenée aux conditions physiologiques de son équilibre normal

d'Ussat (Ariége), où la malade s'est rendue pendant deux saisons, ont contribué, sans aucun doute, à consolider une guérison qui ne s'est pas démentie depuis plus de trois ans, et qu'enfin une seconde grossesse, parvenue à son terme sans le moindre dérangement, s'est terminée naguère de la manière la plus heureuse.

Nous n'avons rien à dire en particulier du traitement des affections morbides qui sont une conséquence plus ou moins éloignée de la surexcitation nerveuse, puisque déjà il a été mentionné dans quelques-unes des considérations qui font le sujet de cette seconde section, et que celui qui doit avoir le plus d'efficacité dans les engorgemens utérins récens vient d'être plus spécialement exposé, puisque, enfin, ce traitement ne saurait être différent de celui que réclament ces mêmes affections manifestées en dehors de l'influence de l'hérédité.

RÉSUMÉ ET CONCLUSIONS.

Dans l'impossibilité de résumer les considérations qui ont fait le sujet de ce chapitre, nous devons du moins, ne fût-ce que pour nous conformer à la marche suivie jusqu'ici, formuler les préceptes généraux à déduire des diverses applications particulières qu'elles ont eu pour but de signaler : les propositions suivantes suffiront pour cela.

★

I. Le traitement des maladies qui résultent de la surexcitation nerveuse, considéré sous le rapport de l'influence qu'exerce sur elles l'hérédité, doit reposer sur deux indications fondamentales : 1.º prévenir la manifestation de ces maladies ; 2.º les combattre, quand elles existent, par les moyens thérapeutiques ordinaires, mais en tenant toujours compte des caractères qui leur sont imprimés par la prédisposition héréditaire.

II. La première ressource prophylactique consiste dans l'observation attentive et rigoureuse des règles hygiéniques au moyen desquelles on peut, à chaque période principale de la vie, s'opposer à ce que l'appareil de l'innervation devienne le siége d'une action prédominante, soit par défaut, soit par excès.

III. Lorsqu'on n'a pu être assez heureux pour empêcher le développement de la surexcitabilité nerveuse, il ne reste plus qu'à éloigner les causes qui ont pour effet de la mettre en jeu et de donner naissance à une forme maladive quelconque. Cette précaution préventive mérite la plus sérieuse attention, lorsque les sujets héréditairement prédisposés approchent de l'âge auquel se manifestent plus particulièrement certaines maladies dont on a toujours lieu de craindre l'invasion chez eux, surtout si elles avaient existé chez l'un ou l'autre de leurs parens.

IV. La circonstance de l'hérédité ne peut conduire à l'emploi de moyens curatifs particuliers pour les maladies qui résultent de la surexcitation nerveuse ; mais elle exige que parmi les agens adaptés à la nature de ces maladies, il soit fait un choix, pour ne mettre en usage que ceux dont la puissance modificatrice est le mieux demontrée ; elle exige encore que le traitement curatif proprement dit, qui se compose de moyens pharmaceutiques, hygiéniques ou moraux, soit continué avec une persévérance toute spéciale, et de concert avec le traitement prophylactique, toujours destiné à atténuer la puissance pathogénique de la prédisposition organique héréditaire.

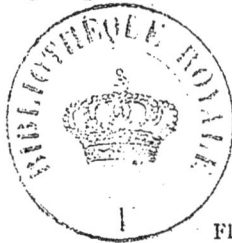

FIN.

TABLE DES MATIÈRES.

CHAPITRE IV.

CHAPITRE V.

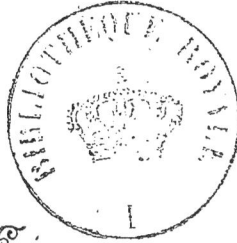

www.ingramcontent.com/pod-product-compliance
Lightning Source LLC
Chambersburg PA
CBHW060131200326
41518CB00008B/993